統合失調症回復への13の提案
——とりまく環境を変革するために——

リチャード・ワーナー 著

蟻塚亮二／野中由彦 訳

岩崎学術出版社

The Environment of Schizophrenia by Richard Warner
Copyright © 2000 Richard Warner
All rights reserved.
Authorised translation from English language edition published by
Brunner–Routledge, a member of the Taylor & Francis Group.
Japanese translation rights arranged with Taylor & Francis Books Ltd.,
London through Tuttle–Mori Agency, Inc., Tokyo

統合失調症の当事者と，そして彼らと喜怒哀楽を共にして闘っている人たちに捧げる

はじめに

　一連の研究によっても統合失調症の発病やその後の経過には，明らかに多くの環境要因が影響している。この本では，統合失調症の発生や重症度を軽減する新しい方法を確立するために，環境要因に関する私たちの考えを紹介した。そのことによって患者や家族の生活が向上することを願っている。

　私は，個人や家庭，地域でどのような環境要因が働いているかを吟味し，以下のような着手可能な問題を提案した。

- ○　出産にまつわるリスクについての教育
- ○　心理社会的治療の効果的な利用
- ○　精神疾患をもつ人たちが働く場所を作ること
- ○　重い精神疾患に対する認知行動療法の実施

　とりわけこの本では，当事者や周囲の人々にとって，もっと良い世界が実現するための実際的な方法を示そうとした。精神科医，臨床心理士，精神保健問題の支援者やジャーナリストだけでなく，精神保健サービスの関係者や政策立案者にとっても，この本は新鮮で刺激的な興奮を与えるだろう。

　リチャード・ワーナー（Richard Warner）は，コロラド州ボールダーにある精神保健センターの所長であり，同時にコロラド大学精神医学部門の臨床教授と文化人類学の客員教授とを務めている。また『統合失調症からの回復』（Recovery from Schizophrenia）

（岩崎学術出版社）の著者であり，統合失調症の疫学や地域ケアに関する多数の著作を有している。

謝　辞

　この本を形あるものにするために助けてくれた多くの友人や同僚にとても感謝している。そのお陰で，この本に書いた研究や計画が可能となった。中でも，ウィスコンシン大学ソーシャルワーク学部のモナ・ワソウ（Mona Wasow）は，人が漠然と思っていることを一つの発想にまとめあげてくれた。彼女はそれらを「予測に基づく革新」（speculative innovations）と呼んでいる。コロラド州レイクウッドにある「国際開発エンタープライゼズ」（International Development Enterprises）のポール・ポラック（Paul Polak），ロンドンの精神医学研究所のジュリアン・レフ（Julian Leff）とピーター・ハックスレイ（Peter Huxley），そしてウィスコンシン大学ソーシャルワーク学科のジム・マンディバーグ（Jim Mandiberg）は，この本で取り上げた多くの考えを実行して助けてくれた。コロラド大学心理学科のドーン・テーラー（Dawn Taylor）とデイヴィッド・ミクロウィッツ（David Miklowitz），さらにポール・ポラックは，この本に引用した多くの計画の協同研究者である。ローマの国立健康研究所のジョバンニ・デ・ジローラモ（Giovanni de Girolamo），ボローニャの精神保健サービスのアンジェロ・フィオリッティ（Angelo Fioritti），ボローニャ大学のソフィア・ピッツィオーネ（Sofia Piccione）らは，米国とイタリアとの比較研究に協力してくれた。ボールダーの精神保健センターのフィービ・ノートン（Phoebe Norton）やシャルロット・ウォルセン（Charlotte Wollesen）を含む私の同僚たちは，この本で取り上げた治療計画の企画・実行を助けてくれた。当事者組織につい

て，ロンドンの精神医学研究所のピーター・ハックスレイや英国バーミンガムの精神保健ネットワークのロン・コールマン（Ron Coleman）たちと同時に，ノースカロライナ大学医学部のスー・エストロフ（Sue Estroff）からも教わった。デンバーにあるコロラド大学精神医学部門のロバート・フリードマン（Robert Freedman）は，統合失調症の生物学的研究の最新の知識を提供してくれた。インディアナ・プルデュー大学のゲーリー・ボンド（Gary Bond）は，心理社会的介入に関する最新の知識を教えてくれた。世界精神医学会のノーマン・サルトリウス（Norman Sartorius）やシカゴにある「クローザー・ルック・クリエイティブ社」（Closer Look Creative Inc.）のヒュー・シュルツ（Hugh Shulze）は，世界精神医学会の中で先頭に立って地球規模の差別反対キャンペーンを行っている。キングストンにあるクイーンズ大学のフリオ・アルボレーダ・フローレス（Julio Arboleda-Florez）とヘザー・スチュアート（Heather Stuart），そしてカルガリー総合病院のルース・ディクソン（Ruth Dickson），統合失調症協会（Schizophrenia Society）のフェイ・ヘリック（Fay Herrick），さらにカルガリーの実に多くの人たちが，自ら時間をさいてカルガリーで差別反対キャンペーンに立ち上がってくれた。ボールダーの精神保健センターのマリリン・ロスマン（Marilyn Rothman）は司書として，この上もなく研究論文に精通していた。この本は以上にあげた人たちの援助なくしては日の目を見なかった。言うまでもなく，誤りのすべては私にある。

妻のルーシー・ワーナー（Lucy Warner）には，助言や励まし，忍耐という点でこの上なく感謝している。

図1-3はゴッテスマン（Gottesman）の『統合失調症の遺伝学——狂気の起源』（Gottesman, Schizophrenia Genesis; Origins of Madness, W.H.Freeman, NY, 1991, 96ページ）から著者の了解のもとに引用した。

実は今回の本が扱っているテーマについて，私は以前にさまざまな文献で触れたことがある。たとえば，『精神保健の新しい方向』(New Directions for Mental Health, Jossey-Bass, 1999) という著作の中で私は，「統合失調症への環境要因による介入」と題して，個人と家庭における問題および地域における問題について書いた。また，『社会精神医学と疫学』(Epidemiologia e Psychiatria Sociale, Pensiero Scientifico Editore, 1999) の中では「統合失調症と環境──予測に基づく介入」を書いた。

　本書の序文ならびに第3章の要点は，すでに拙著『統合失調症からの回復』(Warner R., Recovery from Schizophrenia: Psychiatry and Political Economy, London, Routledge, 1994) の中に書いてある。第7章の要点のいくつかも，拙著『精神科急性期治療において病院に代わるもの』(Warner, R., Alternatives to Hospital for Acute Psychiatric Treatment, American Psychiatric Press, 1996) の中で述べた。

目　次

はじめに　i
謝　辞　iii

序文　統合失調症とは何か？　*1*

1．この本の目的／2．統合失調症とは何か？／3．診断に関する問題／4．統合失調症の普遍性／5．統合失調症からの回復／6．統合失調症の経過／7．統合失調症の原因は何か？／8．家族の養育態度が原因ではない／9．薬物乱用が原因ではない／10．統合失調症における脳／11．統合失調症はなぜ思春期以後に発病するか？／12．われわれは何をなすべきか？

第1部　個人のレベル

第1章　産科合併症　*21*
　提案その1　産科合併症のリスクに関する教育的キャンペーン　*25*

第2章　薬物の使用　*28*
1．薬物の使用頻度／2．統合失調症患者に薬物使用者は多いのか？／3．疾病への効果
　提案その2　薬物使用者への個別的カウンセリング　*34*

第3章　対人的ストレス　*37*
1．ストレスと薬物療法／2．介入の成功と不成功／3．住居、収入、そして就労
　提案その3　精神病的症状への認知行動療法　*42*
　提案その4　ストレスによって誘発される精神症状にはベンゾジアゼピンを用いる　*45*

第4章　当事者の力を強める　48
　　　提案その5　サービス提供のあらゆる場面への当事者参加　54

第2部　家庭のレベル

　第5章　家族とともに生きる　63
　　　提案その6　ケアする人に無税の介護手当を　69

　第6章　家庭内のストレス　72
　　　提案その7　家族に対する心理教育導入へのマーケティング　75

　第7章　人を疎外する環境　78
　　1．哲学的起源／2．シーダーハウス／3．クライシスホーム
　　　提案その8　急性期治療を病院でなく家庭で　80

第3部　地域社会レベル

　第8章　働くことの有効性　95
　　1．働くことの恩恵／2．就労率／3．働く場／4．援助付雇用／5．北アメリカとイギリス諸島のソーシャルファーム
　　　提案その9　ソーシャルファーム：当事者が働く企業　102

　第9章　就労を妨げる制度的な罠　107
　　　提案その10　障害年金制度の改善　110
　　　提案その11　賃金の補助　113

　第10章　スティグマ　117
　　1．メディア・イメージ／2．偏見，差別，そしてスティグマ／3．スティグマを和らげる要因／4．発展途上国におけるスティグマ／5．ラベリング理論／6．スティグマによる病気の過程への影響／7．統合失調症患者の家族／8．スティグマを減らすために何ができるだろうか？／9．国家的な反スティグマキャンペーン
　　　提案その12　ニュース・娯楽メディアへのロビー活動　135

提案その13　地球規模の反スティグマキャンペーン　　*140*

概要と結論　　*147*

参考文献　　*153*
訳者あとがき　　*171*
索　引　　*173*

序　文　統合失調症とは何か？

はじめに

　『The Environment of Schizophrenia（統合失調症をめぐる環境要因「書名＝統合失調症回復への13の提案）』というこの本のタイトルの中で，私は「環境要因」という言葉を，生まれつきの遺伝学的素因以外のすべてを含むものとして用いた。環境要因というのは実に幅が広く，胎児が子宮にあるときの身体的な条件から，患者が将来直面するスティグマや差別に至るまで人生のすべての局面に関与している。

　周知のごとく，バイオ・サイコ・ソーシャル・モデル（Bloom, 1988）によれば，統合失調症やその他の疾患は多様な要因によって作られている。つまり，発病しやすさ，発病後の経過，予後などが，いずれも生物学的に，心理学的に，社会文化的に影響されている。図1-1にあるように，多くの要因とりわけ生物学的，心理学的，社会的要因が，統合失調症のそれぞれの病気に影響を与えている。これらの影響のほとんどは環境によるものであり，遺伝や性別，シナプスの欠損など生来性の要因が単独に作用しているケースはほとんどない。

　一般的には他の疾患同様，統合失調症においても，発病しやすさには生物学的要因が関わり，心理学的要因がしばしば発病の引き金としての役割を果たし，病気の経過と予後は社会文化的な影響を受けると言われている（Bloom, 1985）。

	病気の段階		
要因	素因	発病	経過
生物学的	例．産科合併症，遺伝子，性差		
心理学的		例．ストレスへの反応	
社会文化的			例．家族との同居，スティグマ

図1-1 統合失調症の生物・心理・社会モデル

1. この本の目的

　この本の目的は，統合失調症に作用する環境要因について知識を整理し，発病率を低下させ，経過を改善し，患者と家族の生活の質を向上させることにある。出産時のリスクに関する教育から，障害年金改革，さらにスティグマを減らすキャンペーンにまでいたる今回の提案は，臨床家だけでなく，市民運動家や政策立案者，そしてジャーナリストにも興味深いものとなるだろう。
　多数（大部分ではないにしても）の提案は英国や米国の読者にとっ

て新鮮であると思われる。すべて実現可能で，実際そのうちのいくつかを実践して1，2の国では精神保健システムの目玉にしている。たとえば，イタリアでは年金制度と家族手当とを変え，私たちの提案と同じことを実践してうまくいっている。英国では精神病に対する認知行動療法が市民権を得つつある。米国ではもはや当たり前になりつつあるが，急性期の精神科治療を家族内で行うことが病院治療にとって代わっている。

2. 統合失調症とは何か？

　物事を正しく見すえた提案をするためには，"統合失調症"という言葉の意味を明確にしておく必要がある。
　私たちの社会では統合失調症は他の疾患よりも，はるかに知られていないと言ってよい。かりに工学や英文学を学んでいる学生たちに，エイズや癌について尋ねてみればよい。彼らはおそらく多くのことを話すだろう。しかし，こと統合失調症となると沈黙と戸惑いが支配する。統合失調症はエイズや癌よりもはるかにありふれた事柄ではあるが，たいていの人はエイズなどよりもはるかにその内容を知らない。「それは多重人格障害のようなものではないか？」とか「児童虐待の結果でないか？」，「知的障害なのか？」といった誤解は珍しくない。答えは「ノー」だ。
　このように，統合失調症について知り学び話し合うことさえも不十分なのはなぜなのか？　そもそも，エイズや癌，そして統合失調症はいずれも正確な理解を得ておらず，しかも不治だと思われている。中でも，統合失調症には，神秘的で，自分たちとは関係がなく，暴力的だというイメージがある。かつて恐怖の数世紀は統合失調症についてゆがんだ社会通念を広めた。真実はどこにあるのか？
　統合失調症は重篤な精神疾患である。つまり感情，思考，判断，外界の認知などが混乱するため人の能力が損なわれる病気である。

統合失調症の症状は"陽性症状"と"陰性症状"としばしば分けられる。陽性症状というのは異常な体験や、幻覚、妄想、非論理的で混乱した思考、不適切な行動などを指す。陰性症状というのは、通常の思考や感情、行動などが欠けているために、相手に対する思慮の乏しさ、意欲の低下、思考内容の貧困化、対人的な引きこもりなどとして現れる。

3. 診断に関する問題

統合失調症の診断に関しては問題だらけである。最も知られた二つの機能性精神疾患として、統合失調症と双極性障害（躁うつ病）があげられる。しかし、この二つの疾患の区別は簡単ではない。従来、世界各国の精神科医たちは、それぞれ異なった方法で線引きを行ってきた。双極性の障害では、精神症状が重い気分変動を伴って表れる。時には気分が高揚して激しい躁状態を呈したり、別の時には身体と思考の両面にわたる緩慢さ、絶望感、罪悪感、自己評価の低さを示す。

他方で統合失調症の経過について言うと、変動はするものの、症状はもっと持続的であることが多く、しばしば周囲とそぐわない感情表現が見られ、時には自発性に欠ける。非論理的な思考は統合失調症において際立っている。幻聴は躁うつ病でも統合失調症においても見られるが、統合失調症の場合には、患者の行動に口をはさんだり、対話性幻聴であったりする。妄想も上記二つの疾患に見られるが、統合失調症の場合には、自分で自分をコントロールできず自分が外部からの力に動かされているという感覚が強い。あるいは、自分の考えが他人に筒抜けになっているとか、妨害されているなどと感じる。

ところで統合失調症は共通した特徴をもつものの、タイプが異なればまったく似ていない。ある人は妄想を抱いているが、判断力に

優れ，生活面で高い能力を発揮する。他の人は奇妙な癖や外観を示し，体中がやられているという妄想に没頭し，もっぱら受身的だったり引きこもっていたりする。このように二つのタイプの違いが際立っているものの，統合失調症の原因が判明した時には，最終的には生化学的に共通の経路をたどって同一の結末に到達することが証明されるだろう。

　何をもって統合失調症と言えるのか，何をもって統合失調症でないと言いきれるのか，まったくはっきりしていない。たとえば，スカンジナビアの精神科医は診断を狭くとり，予後不良を強調してきた。ロシアの精神科医は診断を広くとり，社会適応の良さをかたくなに強調してきた。米国でも昔は統合失調症の診断を広くとる傾向があったが，1980年に出されたAPA(American Psychiatric Association; 米国精神医学会）のDSM(Diagnostic and Statistical Manual; 診断基準）によって世界で最も広い診断基準から最も狭い診断基準に変わった。

　なぜ，診断がかくも地域ごとに変わりやすいのか？　その前提条件の一つは，統合失調症と躁うつ病が多くの共通の症状を有するからである。たとえば急性期に発病前の生活状況を知らなければこの二つの病気を区別できないことは珍しくない。躁うつ病の人たちは，正常に生活している時期にも躁病とうつ病のサインを呈していることが多い。

4. 統合失調症の普遍性

　統合失調症が他の精神疾患と区別しがたいということと，しかし古代から普遍的に存在する病気だということとは別問題である。古代ギリシャやローマ時代に，現代においても認められる典型的な統合失調症の医学的記載を見ることができる。また，幻覚や妄想の内容は文化によって異なるものの，病気の現れ方は場所によって変わ

るものではない。標準的な尺度を用いて WHO が行った二つの研究によると，発展途上国と先進国との間で統合失調症に関する特徴的な所見が認められた（WHO, 1979; Jablensky ほか, 1992）。

　これらの研究の中で驚くべきことは，インドからアイルランドまで，あらゆる国において同じ発病率を確認したことである。しかし，重篤な精神疾患を病む人々の回復率と死亡率の二つともが途上国において高いために，ある時点における患者数は途上国においては，0.3％前後と先進国よりも低い。これに対して先進国の患者数は 0.6％である（Warner and de Gilrolamo, 1995）。人生上のある時期における発病のリスクは先進国においておよそ 1 ％前後と，途上国よりもやや高い。

5. 統合失調症からの回復

　一般の人も専門家も統合失調症と聞くと，進行性で悪化の一途をたどり，おしなべて悲惨な結末に至ると考えているが，これは神話にすぎない。数カ月ないし数年の経過を経て，統合失調症と診断された人のうち 20-25％は完全に回復する。この場合には，すべての精神病的症状が消失し，病前の能力を回復する。次の 20％の人たちは，いくつかの症状を残すものの十分に実り多い人生を送ることができる（Warner, 1994）。

　途上国の回復率はいくぶん良い。前述した二つの WHO の研究では途上国における回復率が先進国のほぼ 2 倍に達することを示した（WHO, 1979; Jablensky ほか, 1992）。その理由は完全にはわからないが，途上国においては精神疾患をもつ多くの人々が，地域でよりよく受け入れられ，特別視されることが少なく，さらに多くの人々は自給自足の農業経済の中で仕事を得られるためだと思われる（Warner, 1994）。

6. 統合失調症の経過

　統合失調症の経過にはさまざまな差異が認められる。いくつかの事例では，数カ月から数年の経過をたどり，ゆるやかに発病する。中には数時間ないし数カ月以内に突発的に発病する場合もある。完全寛解までに数週間から数カ月を要するものもあれば，症状が持続し変動する場合もある。時には数年もほとんど症状が変化しないものもある。晩年になれば，この病気は最終的に，完全な回復をみるか，あるいは軽度の障害を呈するか，または重篤な経過を続ける。

　図1-2では228例の統合失調症患者の，発病と転帰を図示しているが，これはスイスの精神科医，ルック・チオンピ（Luc Ciompi, 1980）が患者の晩年まで追跡したものである。彼によれば，この病気の発病のしかたは急性の発症か（症状が出揃うまで半年以下），または逆に気がつかないうちに進行する人とがほぼ等しい数にのぼる。そのうえ発作性の経過を繰り返す人と，持続的な経過を呈する人の数がおおよそ等しい。転帰は，中等度から重篤な経過を示す人が半数おり，軽度の障害かまたは完全回復に至る人が半数にのぼる。4分の1以上の人々には完全回復が認められる。しかし統合失調症の臨床経過はその個人による違いが大きい。そしてその転帰はしばしば良好である。

　実際には，統合失調症をもつ人が年齢を重ねるにつれて症状はより軽快する。加えて，発病年齢が遅いほど病気の予後は良い。女性は男性よりも通常は遅く発病し，その経過は男性よりも軽い。14歳以前の発病は稀であるが，重篤な経過をたどる。40歳以後の発病も稀であるが，その場合は穏やかな経過をたどる。

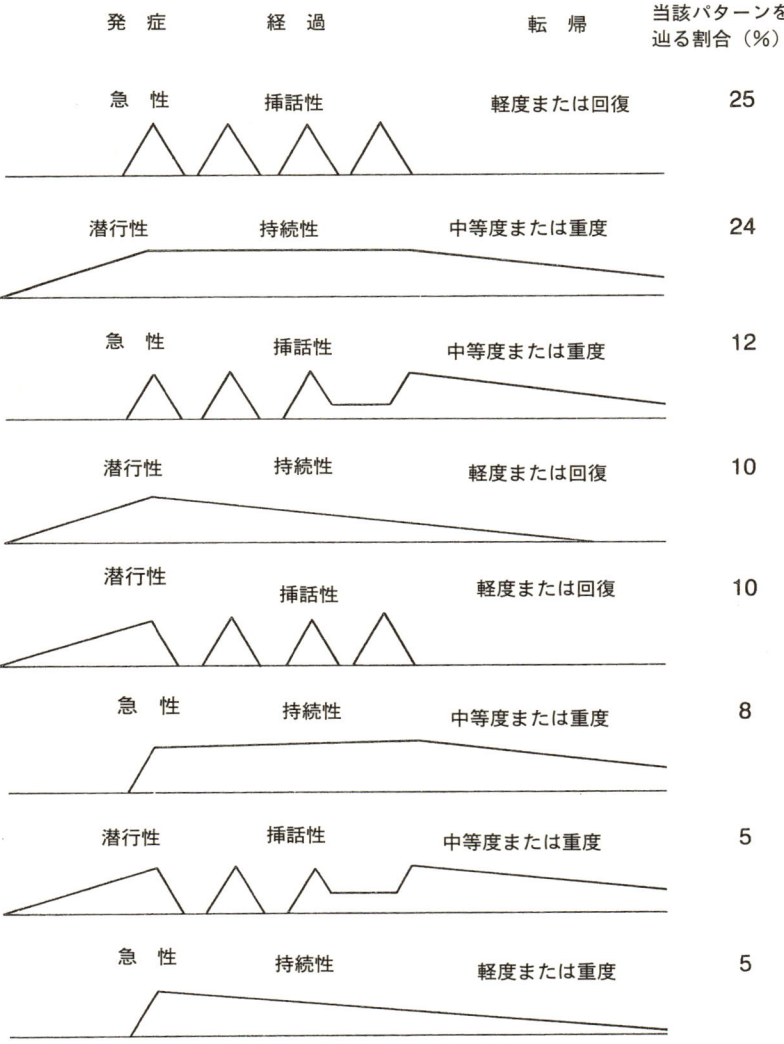

図1-2　228人の統合失調症者の長期経過
　　出典：Ciompi, L. "Catamnestic long-term study on the course of life and aging of schizophrenics," Schizophrenia Bulletin, 6:606-18, 1980.

7. 統合失調症の原因は何か？

単一の器質的な欠陥や感染による因子は認められないが，発病のリスクを増大させる多くの要因がある。その中には遺伝子や産科合併症などが含まれる。

1）遺伝子

統合失調症にかかった人の親族の発病リスクはかなり高い。このリスクは親族の中でも同じ遺伝子をもつものほど高くなる（図1-3）。たとえば，患者とその姪や叔（伯）母との関係では，人生上で発病するリスクは約2％もあり，これは一般人口の2倍にのぼる。さらに，患者とその同胞や親あるいは子どもとの関係では発病率は約10％（6-13％）に跳ね上がる。一卵性双生児の場合，一方が統合失調症に罹患していると，他方の発病リスクは50％近くに達する（Gottesman, 1991）。

養子研究によると，肉親にこの病気をした人がいる場合のほうが発病率が高い。つまり環境よりも遺伝子のほうが大きな役割を演じている。統合失調症の親をもつ子どもの場合，実の親に育てられようと，養子として育てられようと発病のリスクは高いことに変わりはない（Gottesman, 1991; Warner and de Girolamo, 1995）。

2）産科合併症

しかし，一卵性双生児の他方の発病のリスクが50％であるという事実は，この病気の発病原因を遺伝子だけで説明できないということでもある。つまり遺伝子以外の強力な要因が作用しているものと考えられる。その中の一つは妊娠と出産に関する問題である。陣痛遷延のような産科合併症を伴って産まれた人は，こうした合併症なしで産まれた人の2倍の発病リスクをもっている。産科合併症の

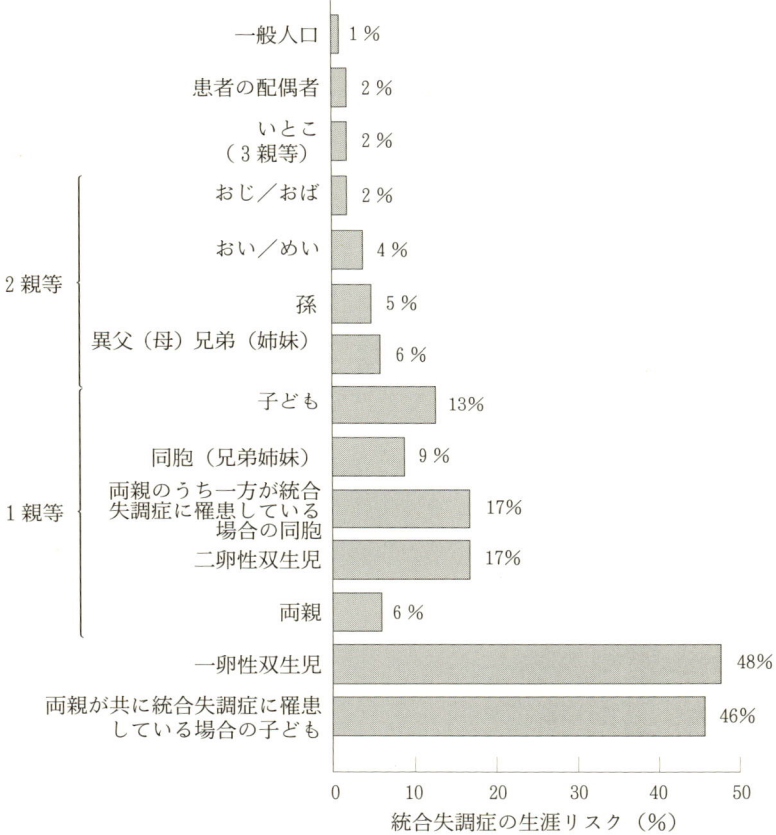

図1.3 1920年から1987年の間に欧州で実施された家族研究および双生児研究から編纂された，統合失調症者の親族が統合失調症を発症する平均生涯リスク
出典：『統合失調症の発症：狂気の起源』（96頁，ニューヨーク，W・H・フリーマン社1991年 I. I. ゴッテスマン著）より，版権所有者のゴッテスマンの許可を得て複製。

既往歴を調べると，統合失調症患者のうち最大で40％もの人たちが産科合併症を伴って産まれている。この問題の詳細は第1章で述べる。

序　文　統合失調症とは何か？

3）ウィルス感染

　妊婦がウィルス性の疾患にかかると，胎児の脳損傷のリスクは高くなる。周知のように，年間を通してみると統合失調症のより多くの患者が冬の終わりか春に産まれている。かつ，それらの出産はインフルエンザ，麻疹，水疱瘡などウィルス性疾患の流行の後になされていることが知られている。とはいえ，母親のウィルス感染は統合失調症の発病リスクの増大に部分的にしか関与していないものと思われる（Warner and de Girolamo, 1995）。

8. 家族の養育態度が原因ではない

　1970年以前の専門家の見方や一般のメディアによって広められた見解とは異なり，その後の何十年にわたる研究によっても，家族や養育態度が統合失調症の発病原因ではない。

　1948年という早い時代に精神分析学は，母親が冷たく距離を置いた育児をする結果，統合失調症の発病を促進していると主張した（Fromm-Reichmann, 1948）。他の人々は両親の不和や，家族内のコミュニケーションの混乱を問題にした（Litzほか，1965; Laing and Esterton, 1970）。人類学者のグレゴリー・ベイトソン（Gregory Bateson）によって提案された二重拘束説は，親から矛盾したメッセージが送られ，子どもがその事態に抵抗できない状況に置かれた時に，統合失調症の発病リスクが高まると述べた（Batesonほか，1956）。これらの諸説は広く流布したが，ほとんど適切な検証を受けず満足な研究もなされなかった。そのため，統合失調症の人の家族内の不和が，患者によって引き起こされた**結果**なのか，逆に患者の精神的混乱を引き起こす**原因**なのかは，わからない（Hirsch and Leff, 1975）。

　広く流布したこれらの誤った理解によって，数百万にのぼる統合失調症患者の家族たちは，不要な辱めを受け，罪悪感や汚名をこう

むってきた。

9. 薬物乱用が原因ではない

　LSDのような幻覚を引き起こす薬は，短時間ながら精神病的な状態をもたらすことがある。また，マリファナや，コカイン・覚せい剤などの精神刺激剤の激しい連用によって，統合失調症に類似した中毒性精神病の症状が短期間引き起こされる（Bowers, 1987; Tennent and Groesbeck, 1972）。このことは，判断できないが，薬物乱用が統合失調症の発症の誘因となる可能性を示しているのかもしれない。

　ただし統合失調症患者の家族は，幻覚を引き起こす薬がこの病気の原因だと語ることもあるが，それは誤解である。1950年代から1960年代にかけてLSDが英国と米国の精神医学の分野で実験的に用いられたが，その結果を見れば瞭然としている。それらの薬物実験の結果，統合失調症に似た持続的な精神疾患を呈した者の比率は，薬物乱用患者群とボランティア群とで比べると，薬物乱用者のほうが一般人よりも少なかった（S.Cohen, 1960; Malleson, 1971）。しかし，スウェーデンの軍隊を対象にした研究では，マリファナの高度の連用者が，その後の人生において6倍以上も統合失調症を発病していたという（Andreassonほか, 1987）。これはおそらく，統合失調症の顕在発症に至らぬ者が発病前の症状の対処行動の一つとして薬物乱用に走っていたものと思われる。この問題の詳細は，第2章で取り上げる。

10. 統合失調症における脳

　統合失調症の患者の一部には，脳の器質的変化が認められている。死後の脳組織の分析によると，多くの構造的な異常が認められてい

る。新しい画像診断法によると、生きている間にも、脳に構造的かつ機能的な異常が認められている。磁気共鳴映像法（MRI）によると、脳のいろんな部位のサイズの変化、特に側頭葉の脳室の拡大と、側頭葉組織の減少が見られる。そして、こうした脳の変化が大きいほど、思考障害や幻聴が重くなるという（Suddath ほか、1990）。

ポジトロンCT（PET）は脳の画像診断だけでなく、生理学的な機能も評価できる。PETを用いた研究によれば、側頭葉特に海馬の活動過剰が認められた。海馬は、側頭葉の一部で見当識や短期記憶に関連している（Tamminga ほか、1992）。脳波を用いた脳機能の電気生理学的な画像診断法によると、統合失調症患者のほとんどの人々は繰り返される外的刺激に過剰に反応し、不適切な情報の流入を食い止める能力が低下しているという（Freedman ほか、1997）。不適切な情報の流入を食い止める役目を果たす前頭葉を含む脳のそれらの部位の活動性がPET上で不活発であるのは、こうした所見と一致する（Tamminga ほか、1992）。

このような感覚遮断の障害と一致して、死後脳の研究において、ある種の神経細胞つまり抑制系の介在神経に問題が見つかった[訳注1]。抑制系の介在神経は重要な神経細胞の活動を低下させ、過剰な外的刺激の流入から重要な神経細胞を守り、環境からの過剰な感覚刺激から脳を守っている。ところが統合失調症患者の脳においては、介在神経から放出される化学物質あるいは神経伝達物質（GABAが代表的）が減少していた（Benes ほか、1991; Akbarian ほか、1993）。このことは、脳の過重負担がうまく抑制されていないことを示している。

統合失調症においてはこうした介在神経の機能的な障害によって、神経伝達物質であるドーパミンを放出する脳細胞の変化がもたらさ

訳注1）　介在神経とは重要な神経細胞同士の間に神経回路を作る。

れているものと思われる。ところで，ドーパミンの役割は統合失調症の研究者にとって長い間関心の的だった。というのは，アンフェタミン[訳注2)]のようなドーパミンの効果を増強する薬物が統合失調症に類似した精神疾患を作り出し，逆にドーパミンの効果を弱めたりブロックする薬物が精神疾患の治療に有効だったからである (Meltzer and Stahl, 1976)。そもそもドーパミンは外的な刺激に対する脳細胞の感受性を高める。通常，ドーパミンは意識水準を高めるので，人がストレスや危険に直面したときに役に立つ。ところが統合失調症患者にとっては，脳がすでに活動過剰になっている[訳注3)]ので，そこにドーパミンの作用が追加されると精神病状態に移行する。

このような所見は，統合失調症では介在神経の機能障害による脳の活動の調整に問題があり，そのため環境からの刺激に不必要に反応しすぎ，望ましくない刺激の流入を食い止める能力を欠いていることを示している。さらに外部刺激を処理する側頭葉の縮小がこの問題を悪いほうに拍車をかけている。そのため患者は，新しい刺激への適切な対応が困難になる。

11. 統合失調症はなぜ思春期以後に発病するか？

研究者たちは，この病気が青年期に発病する理由について思いをめぐらせてきた。ところで，青年期というのは遺伝子的要因や新生児期の脳損傷などの重要なリスクが生後に次いで表面化する時期である。発病時期に関する疑問については，多くの説があるが，今日，優れたいくつかのヒントがあげられている。

たとえば正常に脳が発達するとき，脳細胞間の結合（シナプス）

訳注2) 覚せい剤。
訳注3) 刺激閾値の低下による。

が30%から40%失われることが知られている。この現象は人生早期から青年期にかけて起きる（Huttenlocher, 1979）。この時期には脳細胞そのものの数が減るわけではなく、細胞間の接続だけが減る[訳注4]。そもそも幼児期には、速やかな言語獲得の能力を強める必要があり、脳細胞間の高度の接続が求められる。この時期には、よちよち歩きの子どもが一日に、なんと12もの新しい言葉を獲得する。しかし、少年期の後期から青年期にかけてシナプスの数が減ることによって、「ワーキングメモリ」[訳注5]が強化され、複雑な言語的情報を処理する効率が上がる（Hoffman and McGlashan, 1997）。たとえばわれわれが誰かが話しているのを聞きながら、他の人の咳やくしゃみのため、文章や言葉の一部を聞き逃したとする。このときわれわれのワーキングメモリは、以前に聞いたことのある同様の言葉の貯蔵庫を利用しながら、聞き逃した空白を埋めてくれる。

統合失調症の患者にとって、神経回路の刈り込みという、通常は役に立つこの過程が度を過ぎて行われるために、前頭葉や中側頭葉皮質におけるシナプスが少なくなるということが最近知られている（Feinberg, 1983）。結果として、統合失調症患者において、脳のこれら二つの分野の間の連携が乏しくなり、ワーキングメモリの適切な活動が阻害される（Weinbergerほか, 1992）。コンピューターをモデルとした興味深い実験がある。神経回路の減少とワーキングメモリのこのような無力化は、あいまいな言葉の意味を理解する能力の障害ばかりでなく、幻聴を強くする（Hoffman and McGlashan, 1997）。

そのため、子ども時代のシナプスの削減はもともとは自然で適応的なのだが、削減されすぎると、統合失調症の発病につながる可能性がある（Feinberg, 1983）。もしも以上のことが事実ならば、

訳注4）　神経回路の刈り込み。
訳注5）　入ってくる情報の読み取りと保持とを同時処理する能力。

明らかな能力的な不利や生殖力の低下にもかかわらず，この病気が人類の中に存在し続ける理由を説明できるかもしれない。

シナプスの削減を支配する遺伝子の働きによって，人は言葉や他の複雑な外部刺激を理解する能力を高めることができる。

ところで脳損傷をもたらす環境面からの侵襲が合併すると，結果として精神疾患が発病する可能性もある。このような考え方は推論でしかないが，統合失調症発病のリスクのある人に対して，どのような環境を用意すれば良いのかという命題をわれわれに突きつけている。

12. われわれは何をなすべきか？

統合失調症の治療について何が大切かという点については，多くの意見の一致がみられている。最近の統合失調症のスティグマ（Stigma；社会的烙印）と闘う国際的教育プログラム（第10章）によると，世界中の優れた精神科医が次にあげる諸原則に賛意を示している。

1）統合失調症をもつ人々は多様な状況の中で効果的に治療されるべきである。病院の存在意義は，主として急性期の治療をすることにある。むしろ病院の外で，病院にとって代わって指導・援助してくれる一連の治療的な設定が工夫されてきている。そのほうが病院よりも隔離的でなく権威的でもない。

2）治療に家族が参加することは，治療効果を高める。信頼できる研究によると，家族に対する支援と統合失調症についての教育があわせて行われている時に再発率は大いに減少している。

3）服薬は治療に重要な役割を果たすが，それがすべてではない。薬物は陽性症状を減らしたり消失させたりするが，陰性症状にはほとんど効果がない。ただし，幸いなことに，この数年のうちに導入

された新規抗精神病薬は，1950年代半ばに導入されて普及した薬よりも重い副作用がない。

　4）治療というのは医学的次元にとどまらず，社会的な次元でのリハビリテーションをも含む。統合失調症患者は，地域における役割と能力の回復を援助される必要がある。これには基礎的な生活技術の訓練，毎日の生活への援助，就労訓練，職業斡旋，就労支援などが含まれる。

　5）働くことによって統合失調症からの回復が促進される。生産的な活動は，自分の存在への確信や自己の価値を確保するために不可欠である。仕事をすることは生活費を獲得するための主な理由の一つであるが，途上国の農村においては社会的な役割の回復にもつながり働くことによる病気の回復は著しい。もしも就労訓練や就労支援が満足すべきものなら，統合失調症患者のほとんどは働くことができる。

　6）しかし，もしも治療が過酷な状況下で行われたり不必要に収容されたりするならば，病気はむしろ悪化する。しかし地域ケアが充実しているならば，長い入院はほとんど必要ない。拘置所や刑務所はケアの場所として不適切である。残念ながら，世界中で多くの患者が刑務所の独房で生活している。そのほとんどの場合，彼らは，地域ケアが不十分であるために微罪を犯して収容されている。

　7）統合失調症の患者と家族は治療方針を計画したり方針作成に参加するべきである。つまり精神保健サービスの利用者を，治療プログラム作成メンバーの中に位置づける必要がある。その結果，利用者たちが治療スタッフを鍛えて，彼らの治療態度も改善する。

　8）統合失調症患者に対する周囲の態度は，病気の経過や生活内容に影響を与える。周囲が否定的な態度をとるならば，患者や家族は病気を隠し周囲からの援助を拒否しがちである。彼らが敬遠されたり恐れられたりする限り，彼らは自分の生活している地域の正式のメンバーにはなれない。彼らは疎外され，就労や住居，教育など

において差別され続ける。

　以上がわれわれが合意できる今の水準である。この本は以上のような事実から出発して，もっと高い水準の知識や治療的アプローチを得るための提案をしようとしている。政策的な変化や地域の人々の態度が変化すれば統合失調症の発病を減らし，患者や家族がもっと充実した満足できる生活を送れるようになるだろう。

第1部
個人のレベル

第1章　産科合併症

　統合失調症の発病につながる遺伝的な素質をもつ人は，一般人口の 7–10% にものぼる。これは遺伝子連鎖を研究している人たちの仮説による（Wang ほか, 1995; Freedman ほか, 1997）。しかし序文で述べたように実際の発病率は，人口の 1% 以下でしかない（Warner and de Girolamo, 1995）。

　つまり，遺伝学的なリスクをもつ人々の一部しか発病しない。とすると，この病気は複数の遺伝子によるのか，それとも環境要因が加わって発病するのか，と推定せざるを得ない。実際には周知のことであるが，遺伝子とは関係のない環境要因がきわめて重要な役割を果たしている。たとえば遺伝子レベルでは何ら変わることのない発病リスクを備えた一卵性双生児の場合に，統合失調症の発病は 100% でなくて 50% でしかない（図 1-3 参照）。発病につながる環境要因の中で飛びぬけているのは，妊娠と出産に関する合併症である。

　産科合併症の影響に関して 1994 年半ばまでのすべての研究を振り返って分析したところ，出産時または出産前の合併症がある場合には，発病のリスクは 2 倍に増える（ただし，雑誌に掲載された明確な結論により，この事実は今後さらに膨らむ可能性がある）（Geddes and Lawrie, 1995）。この分析が報告された後，さらに新しい研究が同様の結論に到達した。1960 年代と 1970 年代にフィンランドとスウェーデンに生まれた，膨大な数の子どもたちの出産時の状況に関する研究がある。この研究によると，さまざまな産科合併症によって発病のリスクは 2 倍または 3 倍にのぼる（Hultman

ほか, 1999; Dalman ほか, 1999; P.B.Jones ほか, 1998)。それどころか最近の米国の研究によると, 出産時またはその前に酸素欠乏を体験したことのある人々の場合には, 統合失調症の発病リスクが4倍以上に達し, しかもそれは双極性感情障害など他の精神疾患よりもはるかに高い (Zornberg ほか, 2000)。

産科合併症そのものは稀なものではなく統計学的にも重要なリスクとされており, 一般人口における産科合併症は最大で40％にのぼる (ただしそれは, 合併症の細かい定義次第だが) (McNeil, 1988; Giddes and Lawrie, 1995; Sacker ほか, 1996)。そのため, 統合失調症の原因として, 産科合併症のほうがウィルス感染症よりもはるかに大きな役割を果たしており, ウィルス感染症を契機とした発病は統合失調症患者の2％以下だと考えられている (Sham ほか, 1994)。産科合併症の研究を分析した人たちは, 妊娠と出産に際した合併症によって, 統合失調症の発病がおそらく20％は増えているものと想定している (Geddes and Lawrie, 1995)。

産科合併症は統合失調症の発病リスクと密接に関連しているが, その中でも, 胎児の酸素欠乏を招くもの, 特に陣痛の遷延をきたす合併症が問題であり (McNeil, 1988), また胎盤の合併症も問題である (P.B.Jones ほか, 1998; Hultman ほか, 1999; Dalman ほか, 1999)。早産も妊娠中の合併症によって引き起こされることが多く, 一般人口に多く見られるが, これも統合失調症の発病リスクを高める。そして出産前後に脳損傷を受けた子どもは, その結果として発病リスクが高い (P.B.Jones ほか, 1998)。陣痛や出産時の脳損傷, 特に陣痛の遷延は, 脳の構造的な障害 (具体的には脳萎縮と海馬の小ささ) を強める。そしてこれらの脳の変化は統合失調症患者にしばしば認められるものに他ならない (McNeil ほか, 2000)。

不幸なことに, 産科合併症は統合失調症の発病リスクの高い子ども, つまり統合失調症患者の子どもに特に多発する。そもそも統合失調症患者である親からみて, 子どものうちの誰かが発病するリス

クは10%に達する。両親とも発病している場合には、彼らの子どもたち全員にとって発病リスクは50%に近づく（Gottesman, 1991）。（図1-3参照）

　しかしこれらの発病リスクの高さは不運の重なりあいによる。統合失調症患者の女性のほうが他の女性よりも妊娠中に合併症を併発しやすいからである。そのために、彼らの子どもの発病リスクは高くなる。統合失調症患者の女性の場合には、未熟児や低体重児の出産のリスクが50%も多い（Bennedsen, 1999; Sackerほか, 1996）。こうした状況は、一般人口に比べて、極端に統合失調症患者の女性（他の精神疾患も同様に）の周産期ケアが劣悪であることの結果による（Kellyほか, 1999）。

　統合失調症の女性患者に産科合併症が多い理由としては、喫煙率の高さ、アルコールや薬物の使用、あるいは貧困による可能性もある。理論的には、統合失調症と産科合併症の発生リスクが単一の遺伝子によって高くなる可能性もあるが、実際にはそのように思えない。ある研究グループは、父親でなく、母親が統合失調症に罹患しているときに産科合併症の発生リスクが高くなると言う。しかし、産科合併症と統合失調症の発病とを遺伝的に決定づける単一のリスクが、母親だけに集中することはないだろう（Sackerほか, 1996）。統合失調症患者の家族歴の中に産科合併症は多くないとし、統合失調症と産科合併症との間に遺伝的な関連はない（したがって、統合失調症が遺伝子によってのみ発病する可能性がきわめて高い）と言う人たちもいる（Marcelisほか, 1998）。しかし原因はどうあれ、産科合併症は母親が統合失調症患者である場合に、子どもの発病リスクを高めることには変わりがない。

　このことは逆に、産科合併症のケアを改善すれば統合失調症の発病を減らすことができるということの申し分のない証拠でもある。統合失調症の発病率の変化に関して、世界中で行われた疫学的な研究の大部分は、この病気が第二次大戦後に実質的に減少しているこ

とを示している。英国やスカンジナビア，ニュージーランドで行われた多くの研究によると，1960年代後半から1980年代にかけて，10-15年超の期間に統合失調症の発生は40%から60%のレベルで減少している（Warner and de Girolamo, 1995）。しかし，発病の見かけの減少のうち，どの程度が診断基準の変化や治療方式の変化によるものかはわからない。

たとえば，診断方式の変化により統合失調症とされる患者は少なくなり，双極性障害と診断される患者は増えた。同様に，地域で治療を受ける患者が増え，入院する人が減ったお陰で，近年，統合失調症と断定しうる患者は少なくなった。このような表面的な操作によっても統合失調症の発生が減ったものと思われるが，すべての減少がそうした理由によるのか，発病する人が真に減少しているのかは，まったく明らかではない（Warner and de Girolamo, 1995）。

もしも実際に発病が減少しているとするならば，先進国においては戦後の産科的なケアが改善されたせいだろうと，研究者の多くが主張している。イングランドやウェールズにおいては，統合失調症の発生の減少と，乳児死亡率の減少とが20年の時差を伴って対応している。もしも産科的なケアの改善によるものならば，平均して20歳前後に発病する病気の減少が，20年の時差を伴うというのは妥当である（Gupta and Murray, 1991）。また，産科的なケアの改善や産科合併症の減少が統合失調症の発生の低下に大きな役割を果たしているとするなら，英国の中で最も豊かな地域で統合失調症が減少している理由を説明できる（Gupta and Murray, 1991）。同時に貧困な人が多い地域において統合失調症の減少が見られないことの理由も説明できる（Eagles, 1991）。産科合併症は，貧困者と移民において通常よりも多い。たとえばアフリカ系カリブ人の移民の子どもたちは，一般人口よりも低体重児が多い（Terryほか，1987; Griffithsほか，1989）。

いずれにせよ，産科合併症を最小にすることにより統合失調症の

発生を減らすことが可能だと思われる。特にこの病気の発病リスクの高い子どもたちの周産期ケアに的を絞るならば、それは可能となるだろう。

> ## 提案その1
>
> ### 産科合併症のリスクに関する教育的キャンペーン
>
> 統合失調症患者や肉親，特に出産適齢期やまもなくそれに近づく年齢の女性たちに，妊娠・出産時の合併症によって発病リスクが増大することを教育することで，統合失調症の発病を減らすことができる。妊娠・出産時の合併症は，周産期の脳損傷をもたらすからである。これから母親になる人は，妊娠中の喫煙や，母体の糖尿病や心疾患が胎児の慢性的酸素不足を招き，その結果として統合失調症の発病リスクが高くなることに注意するべきである。一方または両親の家系の中に統合失調症患者のいる場合は，産科医は，胎児の酸素不足，陣痛遷延，胎盤の合併症，早産や低体重児の出産などが，新生児が将来的に統合失調症を発病する余分なリスクを引き起こすことを知るべきである。このような事例に出会ったときには，帝王切開による危険回避を図り，早産や低体重児を予防する積極的な予防策をとる必要がある。
>
> 最も効果的な介入方法の一つは，統合失調症患者であるすべての女性が適切な周産期ケアを受けられるようにすることであるが，現在の状況はそうではない（Kellyほか, 1999）。多くの研究によれば，適切な周産期ケアが提供されれば産科的な予後は改善し，低体重児は減少する。たとえば，ニューヨークでコ

カインを常用する女性たちの子どもは，3回またはそれ以下の受診回数の女性よりも，平均して4回以上受診した女性において，2分の1ポンド（4分の1キロ）も体重が重かった（Racine ほか, 1993）。同様に，シカゴで行われた総合的な周産期ケア・プログラムに登録されていたコカイン常用者の子どもたちの出生時体重は，2回かそれ以下の参加しかない女性の場合よりも，1ポンド半（4分の3キロ）以上も重かった（MacGregor ほか, 1989）。周産期ケアの同様の利点は，コカイン常用者でない母親の場合にも当てはまる（Zuckerman ほか, 1989）。

　不必要な心配を与えないために，ここで提案する教育の力点は，統合失調症患者の一親等の肉親や発病の恐れのある子どもを妊娠している人に対して，子どもの発病リスクはひどく高いものではないことを明らかにすることにある。序文で述べたが（図1-3参照），彼らの子どもの発病率は，一般人口で1％であるのに対して2-5％にもなる。しかし妊娠・出産に伴う合併症を防ぐことによって，この発病率が低下する可能性がある。

　適切な教育を行うためにわれわれは，以下のように考えている。

○精神科的疫学の研究者と産科医との国際委員会を作り，産科合併症と統合失調症の発病リスクについての最近のデータを調査して，産科的カウンセリングと産科臨床に関する勧告文をまとめること。
　○その委員会報告を著明な産科学および精神医学雑誌に掲載すること。
　○この勧告を要約した冊子を作り，先進国のいたるところの精神保健機関の待合室に配布すること。
　○プライマリーケアや精神医学，産科学に携わる若い医師を

訓練し，統合失調症の患者・家族に対して遺伝相談や産科的カウンセリングを提供できるようにすること。

　以上のような介入を行うことにより，この厄介な病気にかかる人や家族の数を減らし，社会的にも膨大な損失を軽減できる。

第2章　薬物の使用

はじめに

　米国の精神保健の専門家たちのほうが，欧州の専門家たちよりも，統合失調症やその他の重篤な精神疾患患者のアルコールや不法な薬物の常用についておおむね関心が高い。米国でこの問題は「クライシス（crisis）」と呼ばれてきた（V.B.Brown ほか，1989）。そして，米国の多くの精神医学雑誌で繰り返しこの問題が話題となってきた。このことは米国だけの過剰反応なのか，それとも正当な議論なのだろうか？

1. 薬物の使用頻度

　実際のところ，統合失調症患者が薬物を乱用する頻度は米国のほうが高い。最近の調査では，イタリアのボローニャの患者よりも，コロラド州ボールダーの重い精神疾患患者のほうがさまざまな薬物の使用経験が多い（Fioritti ほか，1997）。ボローニャの患者では，たった4分の1が人生上のどこかの時点でマリファナ吸引の経験があるだけであるのに対して，ボールダーでは90％近くの患者たちが経験している。催幻覚剤，精神刺激剤，麻薬，有機溶剤などの使用経験もボールダーの患者たちのほうが多い（表2-1）。
　患者たちの中で，このような薬物使用経験が異なるのは，イタリアと米国で，不法薬物の入手しやすさが異なることによる。しかし

表2-1 ボローニャとボールダーにおける重症精神疾患患者の違法薬物乱用の障害における頻度（パーセント）

	ボローニャ	ボールダー
アルコール（中毒）	56	93
マリファナ	25	89
催幻覚剤	11	62
精神刺激剤（コカインをのぞく）	25	51
コカイン	14	49
麻酔薬	25	46
有機溶剤	14	29
その他の非合法薬品	28	13

ながら，アルコールの乱用や有機溶剤，接着剤，ガソリンなどの吸引は，これらの薬物がイタリアでも入手可能であるのに，ボローニャよりもボールダーの患者のほうに多く見られる。このように米国で薬物使用が多いのは，米国の一般人口の使用状況を反映しているものと思われる。たとえば米国では，19歳から30歳の成人の30％以上の人が，マリファナを使用し，その数のほぼ半数がコカインを使用している（Johnstonほか，1989）。加えて，第5章で取り上げるが，ボールダーの患者の生活環境は明らかにボローニャの患者のそれとは異なっており，そのことが薬物の使用経験の差となって表れている。たとえばボールダーの患者で薬物を高度に使用している患者ほど，失業と何もすることのない生活に埋没している（Warnerほか，1994）。そして，イタリアと米国のいずれにおいても，患者の不法薬物使用は退屈をまぎらわすためである。

2. 統合失調症患者に薬物使用者は多いのか？

統合失調症患者は，一般人口よりも薬物使用頻度が多いことは事実のようである。米国のいくつかの都市を疫学的な研究区域（ECA; Epidemiologic Catchment Area）として設定して行われた精神疾患患者の大規模研究によると，その人の人生上のどこかの

時点で薬物使用を経験する頻度は，統合失調症患者の場合に47%もの高さにのぼり，一般人口の17%よりも多かった（Regier ほか, 1990）。同様に，米国の統合失調症患者のさまざまな母集団における薬物常用の最近の頻度は，ECA の一般人口における薬物常用者は15%であるのに対して（Regier ほか, 1990），「最近の」頻度は30～40%を推移していた（Atkinson, 1973; Safer, 1985）。

しかし，統合失調症患者にとって，どの薬物が親和的であるかについては意見が分かれている。二つの異なった研究によれば，統合失調症患者は催幻覚剤と精神刺激剤（アンフェタミンやコカイン）の使用が一般人口よりも多いとされているが，マリファナの使用も多いかどうかということについては一致を見ていない。二つの論文ともに，アルコール，鎮静剤，麻薬の使用に関して統合失調症患者が多いわけではないと結論している（Mueser ほか, 1990; Schneier and Siris, 1987）。

統合失調症患者の喫煙率は明らかに高い。たとえばアイルランドの研究によると，一般人口では40%以下だったものが，統合失調症患者の場合，80%以上の者が喫煙していた。しかも彼らの多くは喫煙の量も多く，ニコチン含有量の多いタバコを吸っていた（Masterson and O'Shea, 1984）。最近のスコットランドの研究では，患者のほぼ60%が喫煙していて，かつヘビースモーカーであり，これに対して一般人口の喫煙率は30%以下であった（McCreadie and Kelly, 2000）。この論文を書いた人たちによると，タバコの税金が英国では高いので，統合失調症の患者たちはみずからの収入のおよそ4分の1をタバコの購入にあてており，タバコによる税収が統合失調症の純然たる治療費の3分の1を穴埋めしているという。言うまでもないが，患者たちはヘビースモーカーであるため肺気腫のような健康上の問題を増やしている。

しかし奇妙なことに，肺がんのリスクは統合失調症患者に高くない（Masterson and O'Sha, 1984; Gulbinat ほか, 1992）。彼らがヘ

ビースモーカーであるのには、病気に関連した理由がある。ほとんどの患者たちは周囲の刺激に敏感で、不適切な情報を締め出す能力に乏しい。ところで、このような神経生理学的な異常は脳内のニコチン受容体によって修正される。すなわち大量のニコチン摂取がそれらの受容体を閉ざして幻聴を短時間減少させる（Freedma ほか, 1997）。残念ながら、幻聴に対するこのような効果を持続させるためにはあまりにも大量のニコチン摂取が必要であり、効果も短時間なので、チューインガムや皮膚の貼り薬などタバコ以外の形でのニコチン摂取も統合失調症の症状に対する治療という点では効果が期待できない（Freedman, 1999）。

3. 疾病への効果

ニコチン以外の薬物で統合失調症に影響を与えるものはあるだろうか？　はっきりさせておかなければいけないことは、序文で述べたように、統合失調症を引き起こす薬物はないということである。LSDのような催幻覚剤、マリファナの高度の依存やコカインのような精神刺激剤の使用が、短時間ではあるが統合失調症と同様な症状を伴う精神病的なエピソードを引き起こすことはありうる（Bowers, 1987; Tennent and Groesbeck, 1972）。しかしこれらのエピソードは、生涯続くわけではない。1960年代にLSDが実験的に使用されたが、LSDの使用によって統合失調症の発病リスクが増大するという結論を得ることはできなかった（S. Cohen, 1960; Malleson, 1971）。

統合失調症患者の肉親や近くで観察した人にとっては薬物が病気を引き起こしているかに見えることが多い。しかしそれは、精神病的な症状が初めて出揃う前に患者たちがしばしば薬物を乱用していたためである。ボールダーで何らかの薬物か少なくともアルコール使用を含めてわれわれが行った研究によれば、統合失調症患者のほ

とんどは，マリファナや催幻覚剤の使用は，幻聴や妄想などの陽性症状を初めて体験する前に行われていた。反対に，精神刺激剤の使用はほとんどのケースで最初の精神症状の体験の後に行われていた。しかし双極性障害（躁うつ病）の患者たちにおいては，このような事例は見られず，薬物の使用や乱用が始まる時期と発病の時期とは無関係であった（Taylor and Warner, 1994）。

　人によっては，マリファナや催幻覚剤の使用は，統合失調症発病を早めているのではないかという疑問をもつかもしれない。しかし，もしもそれが事実だとするならば，薬物を使用する人たちの中で統合失調症の発病はもっと早くなるはずであるが，そういうことは認められなかった（Taylor and Warner, 1994）。

　統合失調症患者が薬物やアルコールを使用していたとしても，それは病気の症状がすっかり出揃う前のことのように思われる。なぜならば，その時期に彼らは奇妙な感覚や孤独感，不幸な感情に見舞われ，そうした感情から抜け出すためなら何でもやろうという気分になるからである。周知のように，統合失調症は長期にわたる前駆症状を有する。細心の注意の下に行われたドイツの研究によると，統合失調症患者に見られる薬物やアルコール乱用の始まりは，通常，社会的引きこもりのようなきわめて初期の陰性症状に引き続いて起こり，続いて幻覚のような最初の陽性症状が出現する。この研究の著者たちは，薬物の使用は病気のごく初期の症状を軽減するための手段であり，統合失調症の原因ではないと結論づけている（Hambrecht and Hafner, 1995）。かくして，スウェーデンの陸軍が入隊前にマリファナを高度に吸引した者の，その後の人生における統合失調症の発病率が6倍に達するという所見も，単に統合失調症の前駆症状において発病前の症状の対処法の一つとしてマリファナが用いられたのであろう。

　多くの研究が，薬物乱用を伴う重い精神疾患の経過は，そうでない場合の経過よりも悪いとしている（Carpenter ほか, 1985; Craig

ほか, 1985; Drake and Wallach, 1989)。しかし他の研究者たちによると，薬物を使用している患者のほうが病態水準は悪化していないか，または往々にして軽いという事実を発見した（Warner ほか, 1994; Zisook ほか, 1994; Buckley ほか, 1994; Anderson ほか, 印刷中)。このように意見が分かれた一つの理由は，薬物を使用する人たちは同時に，治療をきちんと続けないというありふれた事実にあるものと思われる（Drake and Wallach, 1989)。つまり，薬物の直接的な結果によるよりも，治療をないがしろにした結果として，病気の経過が悪化することが観察されている（Anderson ほか, 印刷中)。そこでボールダーで著者らが調査を行ったところ（Warner ほか, 1994)，強力なケースマネージメントによって治療継続が可能となった場合には，重い精神疾患の患者の薬物使用は治療放棄や予後の悪化には関係がなかった。実際には，まったく薬物を使用していない患者よりもマリファナを使用している者のほうが，病態水準が軽く入院率が低かった。キム・ミューザー（Kim Mueser）らは，われわれと同様の方法で行った二つの調査で，不安や緊張の症状および入院率がマリファナを使用している患者において低いことを発見した（K.T.Mueser ほか, 1990; K.M.Mueser ほか, 印刷中)。

　研究者（Linszen ほか, 1994）や臨床家も一致して，マリファナ使用は統合失調症の陽性症状を悪化させることを見てきたので，一部のケースにおいてマリファナの使用が症状を軽減し入院率を下げていることは驚きである。このパラドックスを理解する糸口としてわれわれは，患者たちの自己申告をもとにして，どの薬物が精神症状に効果があるのかを追求した。ボールダーで行った調査では，アルコールと催幻覚剤はほとんど精神症状に効果をもたらさず，むしろ精神症状を悪化させることがしばしばだったと患者たちは報告した。これと対照的にマリファナのほうが良いとした患者たちは，それが妄想や幻覚を改善するものではなく，悪化させることを知りつつも，抑うつ，不安，不眠，身体的不快感などを改善する効果があ

ると報告した。この間の事情についてマリー・アン・テスト（Mary Ann Test）とその同僚たちが示唆しているが，次のように理解することができる（Test ほか, 1989）。つまり，患者たちは，"最高の効果とコストとの割合"（p.471）を実現するためにマリファナの量を調整している……すなわち，陽性症状の悪化を最小にしつつ不快な感情面の症状に最高の効果をもたらすことができるようにしているという。ということは，薬物によって最悪の効果を経験した患者は薬物使用を避ける傾向がある，ということでもありうる。

ところで，抑うつ，不安，不眠を軽減することが患者たちの薬物やアルコール使用の最も多い理由であるが，それだけではない。ボールダーの患者たちの 70％以上の人たちが，"友達と一緒に何かをやること" が重要だと考えていた。同時にほぼ 60％の人たちは退屈さと闘っていると述べた。自己評価を高めることが大切と考える人は 40％超であった。したがって，失業，社会的孤立，疎外などは，精神疾患患者が高い割合で薬物を使用することの大きな要因だと思われる。

提案その 2

薬物使用者への個別的カウンセリング

"12 のステップ"[訳注1] を厳格に用いた薬物乱用からの回復プログラムは，重い精神疾患患者の場合には有効でない（Noorrdsy ほか, 1996; Jerrel and Ridgely, 1995）。というのは，彼らの薬物使用の理由は複雑すぎるからである。彼らの多

訳注1） AA（アルコホーリクス・アノニマス）や NA における改善に向けた到達目標。

くは，慢性的な感情障害や医者の薬の副作用から脱出するための援助を求めている。こうした理由により，彼らに対する治療的アプローチは個別化される必要がある。たとえば，抗精神病薬によって引き起こされた抑うつ，不安，起座不能症候群などに対抗するために薬物を使用している患者は，処方を調節することによって問題が軽減される。単にあらゆる薬物に対して「あれもだめ，これもだめ」式の指導を治療者が行っても，役に立たないばかりか，患者からは自分や自分の現実生活の困難さを治療者がほとんど理解していないと見られるだけである。

　治療者は，統合失調症患者の使用する不法な薬物がその人にとって，そして使い方によって役に立っているかもしれないという可能性をたえず念頭に置くべきである。たとえばマリファナの使用によって患者は穏やかで幸せな気分になれる。あるいはストレスによる再発を予防したり，抗精神病薬の不快な副作用を軽減できる。別のケースでは，または別の使い方の場合には，不法な薬物は長い目でみて有害に作用する。したがって，治療者は助言をする前に，薬物を使用する一人ひとりの患者について，使用の理由や，（患者からの主観的な報告や他人からの評価に基づいて）患者の精神状態や行動にどのような影響が表れているかを知る必要がある。もしも患者の病状がひどく重くなったときには，患者が有害な作用をもつ薬物を大量に使用した可能性だけでなく，嫌なストレスによって患者がマリファナのいつもの使用をやめたか，または他の気分を穏やかにする薬物をやめた可能性をも考慮しなければならない。

　そうすることは，マリファナが統合失調症に与える効果を研究する上で価値がある。同時に，不法な薬物を研究で用いることは困難であるため，こうした姿勢は規則的な治療を受けている多くの統合失調症患者を対象にして，薬物の日常的使用が与える効果をより自然な形で研究する絶好の機会となる。こうし

た考え方には害がないように見えるかもしれない。しかし，米国の精神医学雑誌でこうした見解を公表することは難しい。どうして米国の精神医学会で，こうした考えが異端とされるのか？

　おそらく専門家たちは，薬物乱用に対する政府の考えや文化的な傾向を反映しているのであろう。国家としては，治療よりも刑罰を優先し，薬物に関する法律を厳しくして少し違反しただけで重い処罰をしようとしている。たとえばニューヨーク州では，麻薬を 4 オンス（113 グラム）所持しているか，または 2 オンス（57 グラム）を売れば，15 年間の刑務所入りとなる。ニューヨーク州で過去 10 年間に増加した女性の服役者の増加の 90％以上は，米国の"薬物との戦い"がエスカレートしている中で，薬物に関する犯罪を犯した女性たちである。そして米国全体では，200 万人の薬物犯罪者が服役している。

　おそらく，こうした文化的な傾向によって精神疾患患者の薬物使用，その社会的原因，解決策などへの本格的な追究が困難となっている。しかし，われわれはこうした社会的誤解を乗り越えなければならない。と同時に，すべてのケースにおいて，たとえば疎外や失業や退屈の程度と精神疾患患者のアルコールや薬物使用の増加との相関を調査するべきである。もしも統合失調症患者による有害で高価な不法薬物の使用を減らすことができれば（つまり健康被害，身辺の自立不能，入院など），われわれはもっと多くのお金を世界中で，患者の就労援助や当事者団体の支援，有益な社会的役割の充実などのプログラムに投資することができる。就労支援や心理社会的な視点に立つクラブハウス，当事者の経営する企業などのプログラムについては，第 8 章で詳細に述べる。

第3章　対人的ストレス

はじめに

　ストレスは統合失調症の発症の引き金の一つである。患者たちは寛解期の時よりも，むしろ発病に先行して，つらいライフイベント[訳注1]を体験したと語ることが非常に多い。同様に，統合失調症の症状出現に先駆けてストレスの強い出来事を体験する率は，同じ期間内に一般人口から抽出した対照群よりも，より高かった（Rabkin, 1982）。たとえばロンドンにおける研究によると，統合失調症患者の46％の人たちが，症状を呈する前の3週間以内に身に覚えのない一つのライフイベントを体験していた（その一部には，初発のケースを含む）。ところがそのことは正常対照群では，同じ期間内にたった12％の人でしか見られなかった（Brown and Birley, 1968）。統合失調症患者の場合，症状に先駆けてストレスが存在することは明らかである。しかし，ストレスはこの病気の原因ではなく，統合失調症の症状発現の時期に影響を与えているものと思われる。

　しかし統合失調症のエピソードに前駆するライフイベントは，うつ病のような他の精神疾患のそれに比べて，より穏やかで，客観的に見れば厄介なものではない（Beck and Worthen, 1972）。しかし，穏和なストレスに対してさえこのように感受性が高いということが，

　　訳注1）　生活上の著明な出来事。

統合失調症患者のストレスへの反応に大きな特性を見出せない理由となっている。捕捉不能のレベルにある低い刺激に対して、彼らは高いレベルの反応を示すのである。統合失調症患者のストレスへの感受性がこのように高いので、患者の多くは慢性的に通常以上のストレスにさらされ（Rabkin, 1982）、結果として再発しやすさにつながる。

序文を思い起こしてほしい。統合失調症患者の場合、脳の活動の調節に弱点があり、そのため脳が環境からの刺激に過剰に反応し、新しいストレスに対する調節能力が低下している。

1. ストレスと薬物療法

ストレスの多い社会の中で統合失調症患者が生きて再発を防ぐためには、抗精神病薬はとても重要な役割を果たしている。英国の社会精神医学者のジョン・ウィング（John Wing）は次のように指摘している。

> 薬物による治療と社会環境による治療とは二者択一ではなく、お互いが補い合う関係にある。環境条件が良いほど薬物の必要性は低下する。社会環境が劣悪であれば、薬物へのニーズは増大する。
>
> （Wing, 1978, p.1335）

多くの研究論文がこの考えを支持している。第6章で詳しく述べるが、一連の調査によれば、大いに支持的でオープンな肉親と暮らしている患者よりも、批判がましく巻き込まれ過ぎの肉親と暮らしている患者のほうが再発率が高い。これらの研究は、ロンドンで行われたがその最初の頃、患者と肉親との接触時間を減らすか抗精神病薬を使うことによって、ストレスの多い家庭で暮らす患者の再発率は下がることがわかった。しかしながら、ストレスの少ない家庭

で生活している患者の再発率については，注目が払われなかった（Brown ほか, 1972; Vaughn and Leff, 1976）。長期にわたる追跡調査によると，抗精神病薬はストレスの少ない家庭で暮らす患者にとってより有効であることがわかった。ストレスの少ない家庭で生活しながら再発するとしたら，失職など身に覚えのない出来事にさらされたときである。そして服薬は，このような急性のストレスから患者を保護してくれる（Leff and Vaughn, 1980, 1981）。

　支持的で人間的な環境がストレスを軽減することに役立つという事実は，英国の他の研究においても示されている。脈拍や皮膚伝導テスト[訳注2]によると，統合失調症患者は同居家族によるストレスの度合いに関係なく，そもそも高い覚醒レベルを示す。ところが統合失調症患者の覚醒水準は，ストレスのない肉親の中にいるときには低下し，批判的あるいは過剰な巻き込まれタイプの肉親の中にいるときには持続的に高くなる。この所見は急性の精神病状態にある統合失調症患者にも（Sturgeon ほか, 1981），寛解期にある患者にも当てはまる（Tarrier ほか, 1979）。

2. 介入の成功と不成功

　在宅で治療を受けている統合失調症患者の覚醒水準は，適切な刺激と支持を与える環境を作ることによって下げることができる。そして適切な条件の下であれば薬物量を減らすことができる。イリノイ州立病院のゴードン・ポール病棟（Gordon Paul's unit）（Paul ほか, 1972），米国国立精神保健研究所（NIMH）のウィリアム・カーペンター・プログラム（William Carpenter's program）（Carpenter ほか, 1977），カリフォルニアのローレン・モッシャー（Loren

---

　　訳注2）　精神的興奮などにより皮膚が発汗し電気伝導率が変化する現象を用いたテスト。

Mosher）による二つのソテリア・ハウス・プロジェクト（Soteria House projects）（Mosher, 1995），そしてスイスのルック・チオンピ（Luc Ciompi）による ソテリア・ベルン計画（Soteria Berne）（Ciompi ほか, 1995）などの，積極的な心理社会的治療プログラムにおいては統合失調症患者の薬物量は一貫して低い。これらのすべてのプログラムにおいては，ストレスの低い環境を提供しながら個別的な介入を優先させ，施設のもつ対人疎外的な側面を最小にしている[訳注3]。

　第6章で述べる予定だが，統合失調症患者の家族に対して心理教育を行い，家庭内でのストレスを最小化することによって再発率を減らせることも証明されている（Leff and Vaughn, 1985; Falloon ほか, 1984）。

　他方で，あまりにも刺激的な治療はストレスを増やし，覚醒水準を上げ，再発率を高くする。米国精神保健研究所（NIMH）のソロモン・ゴールドバーグ（Solomon Goldberg）とその同僚たちの研究によると，統合失調症の外来患者たちを恣意的に一般の外来患者向けのケアか，あるいはケースワークと職業カウンセリングを組み合わせたより集中的なプログラムである「社会生活強化療法」（Major Role Therapy）とに配分した。そうしたところ，社会的な治療を集中的に受けると，重篤な患者は**たちまち**再発した。この治療の要点は患者の生活をもっと責任あるものにし，彼らの視野をもっと広げることにあった（Goldberg ほか, 1977, p.171）のだが。彼らの結論では，「社会生活強化療法」は侵入的でストレスが高く，まるで批判がましく巻き込まれ過ぎの家族と同様に有害な影響を与えるということであった。

　つまり統合失調症患者が，保護的であっても退行的でなく，刺激

訳注3）　Soteria とはモラルトリートメント，治療共同体，環境療法などを基礎にしてサンフランシスコの精神科医のローレン・モッシャーによって 1960 年代以後に設立された小規模住居ケアシステムで，北欧，スイスなど世界中にある。

はあるが過剰なストレスに至らず,温かいが押しつけがましくない環境（それが家庭や個人のアパートであれ,治療的な住居ケアであれ）にあるときに抗精神病薬を減らすことができる。これと反対に,患者たちが押しつけがましい家族や思い入れの強い精神療法,あるいはホームレス,飢餓,貧困などの重いストレスにさらされると,再発率は高くなり,通常の生活能力を維持するためにさえ,より多くの薬物を必要とする。

3. 住居,収入,そして就労

ここ数十年,脱施設化の時代の到来により,適切な治療環境にある患者たちはほとんどいなくなってしまった。米国では統合失調症患者の3分の1が,刑務所,ドヤ街,ナーシングホーム,ボーディングホーム（食事つきの下宿）など,治療的とは言えない状況で生きている（Warner, 1994）。

慢性的なストレスを増加させるのでなく,減少させるような環境を作る必要があるのは言うまでもない。このことは,ある患者たちにとっては障害の重い人たちと一緒でなく,比較的安定した人たちの一員として暮らせる住居を見つけることでもある。また他の人たちにとっては,生活の支援と安全とがよく保障される住居が与えられることでもある。そのような快適な住環境であるならば,精神疾患患者も人なみに,地域の一員としての感覚を抱くことができる（Mandiberg, 1999）。私たちは,統合失調症患者が再発するときにきまって立ち退きを迫られるアパートや小部屋に頼るのでなく,終生にわたって安心して暮らせるような環境を作らなければいけない。その一つの例として,里親制度の利用について第5章の提案その7で取り上げる。同時に長期間にわたって働ける機会を作らねばならない。このことは,第7章と第8章で提案その9,10,11として取り上げる。それらのことにより,患者たちがあてもなく街の通りを

さすらうことがなくなる。統合失調症患者たちは、もしも適切な収入があるならば、毎日貧困にまみれた戦いに明け暮れるかわりに、もっと楽に生きていけるだろう（これは第8章の提案その10と11で取り上げる）。われわれの社会は身体障害をもつ人に利用しやすいような人工的な環境や社会的な就労制度を作ることにためらいはなかった。それと同じような環境を統合失調症の患者たちに提供することはわれわれの義務である。

提案その3

精神病的症状への認知行動療法

　私たちは、統合失調症患者たちがストレスと精神病的症状を最小にするようにデザインされた対処技術を発展させることを援助しなければならない。その結果として、より低用量の薬物療法が可能になる。
　長い間、強固で妄想的な信念を説得して思いとどまらせることは無意味なことだと信じられてきた。しかし近年の研究によれば、患者たちと病気の症状や、そのことの個人にとっての意味について語り合うことは、症状の改善につながる可能性があることがわかってきた。妄想を裏づける精神症状をもつ人たちに対して、たとえば、別な見方を提供し、現実検討と対処技術を強めるなどして、妄想の根拠を穏やかに話しあうことは役に立つことが解明されている。
　英国のニコラス・タリアー（Nicholas Tarrier）らによると（Tarrierほか, 1993）、適切な薬物治療にもかかわらず陽性症状を持続的に体験していた統合失調症の患者たちが、対処技術

強化を目標とする認知行動療法を受けたときに改善がみられたという。この方法によると，患者たちは対処技術を理解できるように援助され，その結果幻覚や妄想のような症状に対する反応や刺激を減らすことが可能になる。たとえば，ある人にとっては孤独に生活していたり退屈していることが幻覚を強くする。するとその人は，孤独や退屈さを減らす方策をもつように教えられる。別の人たちの場合には，幻聴を減らすためにハミングしたり，仲間と話したり，時には幻聴を説得したり，幻聴に今は立ち去って後から来るように伝えることなどを学ぶ。同様に，ある人は治療者の解釈にもかかわらず，妄想の現実味をたしかめるように教わるのもよい。たとえばそれは，出席することに妄想的な恐怖を抱いていた教会の社交グループに復帰する戦略であったりする。彼らの研究では，6カ月後，こうした対処技術についての治療を受けた患者たちの妄想や不安は，問題解決訓練と呼ばれるあまり特異的でない認知療法を受けていたグループに比べて，より低くなっていた。

しかしながら，問題解決型の治療を受けていたグループも，その後の研究によればかなりの程度で改善していた。そこで彼らはこの二つの認知療法を組み合わせて再発予防計画と呼び，最大の効果を引き出そうとした。1年後にこの治療が終わったとき，この認知行動療法を受けていた患者たちの陽性症状は，通常のケアを受けていた対照群と比較して有意に低下していた（Tarrierほか, 1999）。

統合失調症による持続的な症状のある人たちを無作為に抽出して認知行動療法を行った別の研究が，東アングリアとロンドンにある三つのセンターで行われた。それによると，全体としての病態水準が25％軽くなり，とりわけ幻覚と妄想において著しく改善がみられた（Kuipersほか, 1997）。この研究によると，持続的な症状に苦しむ人のおよそ半分に認知療法による効

果がみられ，その中でも持続的な妄想をもつ人に著明な効果が見られた。彼らは自分たちの信念が間違っていることをしぶしぶではあるが，初めて認めた（Garety ほか，1998）。患者に見られたこのような改善は長期間にわたって維持され，この治療は最終的には数カ月分のサービスに匹敵するコストの削減につながった（Kuipers ほか，1998）。

　ロンドンで行われたある研究によると，持続する症状を有する患者たちに認知行動療法を集団療法の形で提供したところ，対処技術を教えたり幻覚のコントロール法を身につけることに関して個別的な認知療法同様の効果があっただけでなく，コストの面でもより安かったという。グループ治療の参加者たちは，それぞれの幻聴について語り合うことが役立つことに気づいた。多くの参加者たちは，お互いの体験を分かち合うことによって慰められたと感じ，新しい対処技術を学べて感謝した（Wykes ほか，1999）。

　認知療法は急性精神病にも効果があると思われる。陽性症状の消失が早くなるからである。急性期精神病（双極性障害を除く）の入院治療において，イングランドのバーミンガムでは，入院期間を四つの段階に分けてそれぞれの段階に応じた個別的および集団的な認知療法を行った。個別的な治療では，核になっている妄想的信念に挑戦した。集団療法では最大6人までの入院患者によるミーティングを行い，患者たちは他の患者の非合理的な信念に対して異なる説明を加え，精神病に伴うマイナスのイメージを否定した。そして他人の見方を取り入れて病気についての考え方をまとめ，あわせて新しい対処技術を作り上げるように励ました。他方では家族に対する認知療法的なセッションを開き，患者が自分の症状をやりすごす努力や，対人的な技術や身辺自立の技術を改善するための活動を家族が支持してくれるように求めた。それらの結果，同じような時間をかけて単

なる支持的療法と毎回同じ活動プログラムを受けていた対照患者群よりも，陽性症状はより早く減少し，個々の患者の病態水準も軽くなった。このような認知療法的な介入は，洞察を深め，絶望感を改善することにも役に立った。この研究の著者たちの結論によると，急性精神病の治療を行うには薬物療法だけでなく認知療法も必要であり，同時に患者の自己評価を高めるべきだという（Druryほか, 1996a, 1996b）。

　ここで紹介したような認知療法的な戦略によって，外界からのストレスや内部からの幻覚や妄想的信念の突き上げを以前よりもうまく処理し，統合失調症患者のストレスを低くすることが可能である。こうした治療法を行うために必要なコストは基本的には，スタッフの訓練にかかる分だけである。そもそも，こうしたアプローチを行うには現在いるスタッフの時間の調整をすればよいだけなので，追加的な費用が少ない。米国では認知療法は当たり前のように普及しているが，非精神病性の精神疾患の治療のためと理解されていて，このようなアプローチは精神病患者の治療にはほとんど用いられていない。重い精神疾患の患者たちが病気と付き合う能力を高めるため，事態がこのように良い方向に変化するならばすばらしい。

提案その4

ストレスによって誘発される精神症状にはベンゾジアゼピンを用いる

　陽性症状が再燃したときには抗精神病薬を増やすのでなく，ストレスの影響力を減らすためにベンゾジアゼピンを用いるの

がよい（Warner, 1994）。ジアゼパムやロラゼパムなどベンゾジアゼピン系薬物を含むマイナートランキライザーは，精神病に対しては有害か，せいぜい無効でしかないという意見が精神医学界において広く信じられてきた（今は10年前よりは少なくなった）。しかしこれは事実ではない。新しい仕事について数日以内に幻聴が強くなってきた人や，休暇をとって帰省するときにひどくイライラして頭の中が混乱してきた人も，数日または数週間ベンゾジアゼピンを服用するならば，症状は急速に治まる。

　統合失調症の急性発症のため入院して治療を受けている人は，かりに多動，興奮，他害の可能性，自殺企図，離院などの行動を呈していても，抗精神病薬に追加して中等量のマイナートランキライザーを使用することにより短期的には安定することが多い。マイナートランキライザーは，しばしば強い焦燥感を伴う精神病に対して鎮静効果がある。その効果は，実際には抗精神病薬よりも即効的である。こうしたことを考えると，精神科医は抗精神病薬をもう少し控えめな量で処方してもよい。すなわち，外来患者であれば人として生活するために通常必要とされる量よりも多くなく，不快な副作用が最小となるような量である。

　特に緊張型の統合失調症のようなケースでは，ベンゾジアゼピン系薬物が迅速な抗精神病効果をきたすことさえある。こうしたケースにおけるベンゾジアゼピン系薬物の効果は，おそらく患者の覚醒水準を下げることによるものであろう。同時にベンゾジアゼピン系薬物は，ドーパミン放出をブロックすることで抗精神病作用を果たしているのだろう。実際にはγアミノ酪酸（GABA）が神経伝達物質として働いている介在神経またはフィードバック回路を刺激してこのような結果が得られているものと思われる（Nestoros 1980; Warner, 1994）。（序文の統

合失調症の脳に関する記載を参照のこと)。GABA はドーパミン放出を抑制するからである[訳注4]。多くの報告により，ベンゾジアゼピン系薬物の中等量または高用量の単独使用または抗精神病薬との併用が精神症状をコントロールする効果があるとされている。研究としては多くないがベンゾジアゼピン系薬物は無効ないしは効果があいまいだという報告もある（Warner, 1994）。結局，統合失調症患者に対するベンゾジアゼピンの効果は長期投与でも有効であるが，急性の不安状態にある患者において，最も有効であることは疑いがない。

　ベンゾジアゼピン系薬物の長所は，抗精神病薬，とりわけ古いタイプのものに比べて飲みやすく，副作用が軽いことである。欠点としては，抗精神病的な作用に耐性が現れることであり，したがって，たいていは薬物を調整して短期間だけの使用にとどめるのが良い。

訳注4) GABA は抑制系の神経伝達物質であり精神的な不安・興奮状態にあるときには GABA の量が減っているとされる。

第4章　当事者の力を強める

　われわれは通常，人生のどんな場面で力と影響力とを発揮できるだろうか？　消費者としてはお金を通じて，労働者としては職務上の能力や権威ある地位によって，社会的な存在としては親であったりサッカーのコーチであったり，学校の理事会のメンバーその他であることによって，または人望のある人たちとの付き合いによって可能となる。市民としては，自由な社会における権利の行使によって可能である。こうした事例に照らすと，精神疾患の患者は社会で最も力のない人たちの一員である。貧困，失業，スティグマ（社会的烙印），差別，排除，刑務所での服役，病院への入院（第7章参照）などの制約と直面し，時には外来治療さえも制約となる。米国で，重い精神疾患をもつ人たちの就労率はおよそ15％前後で推移している（Anthonyほか, 1988; Consumer Health Sciences, 1997; Office of National Statistics, 1995）。しかも働いている人たちのほとんどは権限のない見習いレベルの仕事に就いている。米国において統合失調症患者の大多数は，公認される貧困レベル以下でしかない障害年金で生活している（Polak and Warner, 1996）。その額は米国の平均的な児童手当の2人分でしかない。英国のある統合失調症患者は，いかに貧困がその個人の発展を妨げているかを指摘している。

　　アフターケアのためのホステルにいたとき，宿と食事の世話を受けていたので私たちの1週間のポケットマネーは2～3ポンドしかなかった。数日間，文字通り数ペンスさえなくて，職探しの広告がのっている新聞

も買えなかった。　　　　　　　　　　　　　　　(Chadwick, 1997, p.55)

　統合失調症患者にとって，親としての権威にひたる時間はほとんど来ない。男性の患者の場合は一般の男性に比べて結婚率はその3分の1でしかない。女性の患者の場合でも一般の女性に比べると結婚率は半分である（Gottesman, 1991）。かくして彼らが親になる可能性も同様に低くなる（Gottesman, 1991）。彼らが子どもを生んだとしても，繰り返される再発により親として子どもを保護する能力が損なわれるというリスクが大きい。

　米国では毎年2,000万人の人が刑務所に入るが，その中でも統合失調症の患者たちは一般人口の2倍の確率で収監されている。その結果，数十万の患者たちが毎年格子の中で時を過ごし，他の入所者よりも長く収監されている（Warner, 1994）。

　刑務所や精神病院のような完全な施設に入ることで，彼らの力のすべてが奪われてしまう。統合失調症の治療のために入院した1人の患者の兄にあてた苦情を紹介しよう。

　　私は，患者以下のような，2級市民として扱われて怒っている。いつも待つように言われる。私は知的障害者のように扱われているんだ。この世で一番大切なのは，昼食時間だけだよ！
　　　　　　　　　　　　　　　　　　　　　　(Neugeboren, 1995, p.22)

　患者の3分の1にものぼる多くの人たちが，濃厚な地域支援プログラムを受けているにも関わらず，毎年入院する。
　しかし現代の地域ケアの勝利の一つであるが，ケースマネージメント・プログラムを用いることにより劇的に再入院を減らすことができた（Stein and Test, 1980; Muserほか, 1998; Latimer, 1999）。これは統合失調症や双極性障害の患者にとっては朗報であった。何しろ彼ら全員が，入院治療よりも病院の外で生活するほうがはるか

に良いと述べている（Warner and Huxley, 1993）。しかし，このような効果的な再発防止プログラムはまったく足枷をはめられている。実際，米国の多くの州がケースマネージメントを法的に認めているにもかかわらず，これらのプログラムの対象となるかなりの数の外来患者に強制的な治療を施す許可を与えている（Schwartz ほか, 1999）。そして精神疾患患者の多くが，強制的な治療を人権の剥奪だと考えている（米国の患者団体 Mad Nation のホームページを参照，www.madnation.org）。強制されないで外来治療を受けている人たちにとってさえ，自分たちの能力的な不十分さのゆえに未熟な治療者やケースマネージャーによって治療され，自己決定能力や自立性を父親的温情主義の名のもとに奪われるのではないかと恐れている。

　このように役所などに出向くことや自分の運命を自分で決める権限が，統合失調症患者においてはしばしば制限されている。自分の主観的体験を自分でコントロールできなくなったり，病気として理解されたという経験は，人間らしさを奪い人としての自信をくじく。ある統合失調症の患者が書いている，「私の人生のうちの何年かは本の脚注やメモ帳のようなとるに足らないものであった。自分は生物学的な研究の対象だという考えに取り付かれていた。」(Granger, 1994)。人の気持ちをくじく，このように感情を悪化させる要因は，治療者や他の人々の誤解した感情であり，病気の性質に関する無知であり，与えられた治療である。われわれはこのことを例証し，統合失調症患者にとって，病気についての教育が最も不十分で，しかし緊急のニーズであると述べた（Warner and Huxley, 1998）。

　心に刻み込まれた挫折感は，統合失調症の回復にどのように影響するだろうか？　たいていの専門家は良い治療成績を上げるには，患者がみずからの病気について理解しなければいけないという。しかし地域で生活する重い精神疾患の患者たちについて著者たちが行っ

た調査(Warner, 1989)によると,精神疾患というレッテルを受容することは,受容することそれ自体によって,能力の改善が妨げられていた。それよりも大切なのは心の中に内的な自己支配(internal locus of control)についての確信をもつことであり,そのことにより自分の生活を自分が支配しているという感覚をもつことであった。しかし,まさにこの支配の感覚は,精神疾患を体験することと「統合失調症」というレッテルによる病弱で無能力であるという通念を受容することによって失われるのである。従来の治療プログラムは内的な自己支配感を強めるという点に関して十分でなく,自分を自分が支配するという感覚を強化することにはあまり役立たなかった。第3章で述べたが,対処技術を強化する認知療法的な方法がこの点に関しては他の多くの方法よりも有効であるが,統合失調症患者の力と自己支配感覚とを強めるための方法がもっとたくさん必要である。

「エンパワメント」という言葉は一つの流行語になった。しかし,公的福祉や,住居,健康,教育,フェミニズム運動,政治活動,地域心理学[訳注1]などの多様な分野の,政治的には両極端の人々に乱用されている。この概念が明確さに欠けることは言うまでもないが,本質的には,個人的かつ政治的次元において排除され社会的に抑圧されている人々に対して,彼らの運命を支配する大きな力を与えるプロセスを指す。保健サービスの研究者であるシェリル・メルツェル(Cheryl Merzel)はこのプロセスを次のように定義している。

　第1段階は,人が自分のニーズを満たす権利があり,そのための自己決定権を有するという認識である。第2段階は,こうした権利をいつどのような機会に行使するかが明白であること,第3段階は,こうした権

訳注1) community psychology; 地域の問題や人々の態度などを調べ個人の生活の質を上げることなどを目的とする。

利や声を発揮することである。　　　　　　　　（Merzel, 1991, p.5）

　精神疾患をもつ人たちをこのような視点から力づけようという消費者（または当事者）の運動は，国際的にもさまざまな分野で突出している。しかし問題は，多くの国で程度の差はあれこの運動が分裂していることである。たとえば英国でいろんな人に大切な当事者組織のリストを尋ねても，そこにはほとんど差異がない。ソーシャルワークの教授に聞けば，MIND（訳注: 精神保健関連市民団体），SANE（患者・家族への支援団体），Survivors Speak Out（当事者団体），Making Space（住居・就労などの支援団体），Turning Point（市民団体），Zito Trust（精神保健チャリティ団体）などの名前が出てくる。しかし，急進的な活動家なら Survivors Speak Out だけでなく，the Self Harm Network（自己破壊防止団体），the All Wales User Network（全ウェールズ当事者団体），the Scottish User Network（全スコットランド当事者団体），the All Ireland User Network（全アイルランド当事者団体）などをあげるだろう。主張を異にする人は，the Campaign Against Psychiatric Oppression（精神医学的抑圧反対キャンペーン），Voices（幻聴のある人だけの当事者団体），the British Network for Alternatives to Psychiatry（精神医学に頼らない全英ネットワーク），Good Practices in Mental Health（精神保健改善団体），the Afro-Caribbean Mental Health Association（アフロ・カリビアン精神保健協会）その他をあげるかもしれない。

　米国では，the National Mental Health Consumer Association（全米精神保健利用者会議）と the National Alliance of Mental Patients（全米精神科患者同盟）の二つの団体が傑出しており，お互いに各種会議のメンバーとして競い合いながら，専門家の集会に参加して発言し，メディアを通してスティグマと闘い，政治的な目的の達成のためにロビー活動をしている。別にも the Support Coalition（www.mindfreedom.org）という全国的なコンシューマー

団体があり，Dendron と呼ばれるウェブ情報を束ねる会社を経営している。The National Association for Rights Protection and Advocacy（NARPA; 全国権利擁護協会）も同じようなインターネット情報を束ねる会社である（www.conix.com/~narpa）。Recovery,Inc.（リカバリー協会）は全国各地にくまなく支部をもち，the National Empowerment Center（www.power2u.org）（全国エンパワメントセンター）は，精神科医で当事者でもあるダン・フィッシャー（Dan Fisher）や『私たち自身のこと（On Our Own）』の著者であるジュディ・チェンバリン（Judi Chamberlin）のような著名な人たちによって運営されている有名な組織である。他に，当事者団体によって運営されているウェブサイトとしては，the National Mental Health Consumer Self-Help Clearinghouse（www.mhselfhelp.org.）（全国精神保健当事者自助センター）や，People Who Net（www.peoplewho.net）（誰でもネット）などがある。

　米国では全国的に統一されたリーダーシップをとる組織はなく，強力な当事者団体の活動は地方レベルに拠点をおいている。カリフォルニア，オハイオ，ニューヨークには格段に強力な当事者運動を展開しているグループがいくつかある。当事者は多くの精神保健センターの理事に指名されており，カリフォルニアの州法では住居施設の理事会には当事者を入れることを求めている。米国の半分の州で当事者は，州の精神保健管理部門で有給の地位に任命されている（Geller ほか, 1998）。

　ところで，強制的な治療や精神疾患の本質に関して，原理的かつ哲学的な不一致により，当事者グループの間に分裂の傾向が広がりつつある。組織のリーダーシップを握る当事者たちが，組織運営を行うには若すぎるために不十分だという問題もある。当事者と協力し，当事者をエンパワーしようという精神保健に関する行政機関にとって，そもそもの当事者運動の分裂は深刻な問題である。二次的

な当事者組織である家族などの団体（米国であれば the National Alliance of the Mentally Ill: 全国精神疾患連合，英国では the Schizophrenia Fellowship; 統合失調症財団）は地方に拠点をもち，患者グループに比べるとはるかに結束力の高い全国組織である。そして患者グループとの交流もそんなに難しくない。精神保健を扱う行政機関は，強力な患者グループがない時に地域での活動を支えてくれる仲介役を必要としている。

提案その5

サービス提供のあらゆる場面への当事者参加

重い精神疾患をもつ人たちの社会的な力を奪う障害を取り除くために，精神保健サービスを提供するあらゆるレベルに当事者が参加し，そこで彼らが働けるようにするべきである。米国だけでなくその他の国においても，利用者がサービスプログラムの運営そのものに参加することが増えている。当事者団体も，集合住宅事業，いつでも立ち寄れるセンター，援助組織，話のできる場所，"温かい電話"という電話相談，その他の多様なサービスを立ち上げている。

デイヴィッド・シャーマン（David Sherman）とラス・ポーター（Russ Porter）がデンバーの「能力評価と訓練のための地域センター」（the Regional Assessment and Training Center; RATC）で開発したプログラムは，当事者参加という点に関して抜きん出た実例である。この，当事者によるケースマネージメント支援プログラムでは，重い精神疾患を経験した人たちが6週間の講義を受け，数ヵ月にわたり他の仲間とともに働い

て職場現任訓練（OJT）を受ける。卒業すると大学での21時間の単位履修が認められ，コロラド州の地域精神保健センターでケースマネージメントの助手として正規の賃金で雇用される。彼らは福祉的な支援を求めている人や住居を探している人を援助し，当事者同士で生活スキルを訓練するなど幅広いサービスを提供している。このプログラムがスタートして10年あまりが過ぎた時点では，なんと100人以上の当事者が精神保健ワーカーになり，このサービスシステムの中で雇用され，精神疾患からの回復の成功例として患者・スタッフに対してそのモデル役を示した。訓練プログラムを終えて2年たった時点で，彼らの3分の2は精神保健システムの中で順調に働いている。最初の目的に成功したRATCは今，援助付雇用のジョブコーチや住居ケアの世話人など新たな精神保健ワーカーの訓練をしている。

　当事者たちは住居ケア・プログラムをも運営している。"the Heights"はニューヨークのマンハッタンの北で行われている集合住宅のプロジェクトであるが，病気の有無に関係なく入居し，建物の運営には入居している当事者を雇っている。この集合住宅は，この地区の公的な精神保健担当機関であるコロンビア大学の地域サービス部が創設した。その管理上の責任を，家主である非営利の住居を提供する法人，住人，精神保健チームが分担している。この三者の代表が委員会を作って新しい住人の審査と決定を行う。部屋の3分の1は精神疾患患者に割り当てられる。委員会は，住人に集合住宅の管理人として有給の職を与えている。

　行動的な当事者グループは自分たちの診療所を開いた。デンバーにあるキャピトルヒル・アンド・レクリエーション・グループ（The Capitol Hill and Recreation Group; CHARG）は，当事者と専門家の連合体であるが，当事者が運営するサロンと

重い精神疾患を治療するための本格的な診療所を作った。この診療所は，当事者から選ばれた理事会に対して直接の責任を果たす。その上で専門家と他の賛同者からなる第2理事会に対して義務を負う。診療所の運営に関するすべての要件は当事者の理事会の合意を必要とする。CHARG はまた，当事者の代表を州立病院やボーディングホームその他に権利擁護のために派遣する。彼らは病棟を訪ね，ミーティングに参加し，希望する患者を連れて行って自分たちの会議を傍聴させる。彼らは多くのサービスを提供しているが，時にはアパートを探す手伝いをしたり，本人と一緒に公的な援助を申請したり，社会保障庁 (Social Security) の決定に反論したり，強制的な治療命令に抗議したりしている。

　当事者が在宅治療に参加することについて，公的機関として特別な配慮は必要ない。コロラド州ボールダーの精神保健センターでは，当事者が管理会議のメンバーであり，会議の助言者であり，センターの財政改善のための財団理事である。センターの就労部門はビジネス目的の会社に変えられ，当事者が労働者となって働くようになった。昇進の階段や年金給付，可能な限りの利益分配などの労働条件を通して仕事上の権威を当事者に与えている。センターのいたるところで当事者が働いており，ケースマネージャー，住居ケアのカウンセラー，リハビリテーション部門のスタッフ，記録係，事務員，当事者組織担当，面接調査員などの仕事を行っている。さらにセンターの就労部門から起業した会社のあらゆる場面で当事者が働くようになった。例をあげれば，エスプレッソコーヒー屋台や小物の修理屋などがある（第8章参照）。他のいくつかの精神保健機関では，当事者に対し，かりにその当事者が持続的な精神症状の持ち主であっても，仲間たちへの面接調査員という役割を与えた (Lecomte ほか, 1999)。これらの経験をとおして重い精神疾患

と付き合った体験はちょうどバイリンガルの人に似て，調査員としてむしろ有利な材料だとみなされるようになりつつある。ボールダーの精神保健センターでは，見習いレベルのスタッフの募集案内は建物のロビーに張り出され，当事者たちの応募を促している。同時に当事者たちも，たとえば精神疾患について学校や地域の集会で講演したり，閉じこもっている患者を家庭訪問するなどの役割をボランティアとして引き受けて精神保健センターのために働いている。

　当事者を雇うことについての危惧が，普通は語られるものだが，たいていは克服可能である。当事者のスタッフが本来のスタッフ同様の専門家として位置づけられているとしても，当事者であることにまつわる秘密は守ることが可能である。そもそも職業上の能力は治療上の問題とは完全に別物だからである。理想的には，当事者である労働者は働く場所とは別の場所で治療を受けるのが良い。しかしこのことは小さい精神保健機関や田舎の場合には，不可能な場合もある。その場合でも，少なくとも職場の上司は，自分の治療担当者と同一人物でないほうがよい。当事者がスタッフとして働く場合には，彼の治療記録は別途に鍵をかけた保管庫に収められ，治療上の情報は職場の上司によって用いられないようにする必要がある。他方，当事者であるスタッフも他のスタッフと同じ基準で仕事が与えられる。もちろん彼は仕事上の上司や同僚を治療者とはしない。同時に他の労働者に比べて特別な就労援助やカウンセリングを期待しないほうが良い。

　実はもっと難しい問題もある。たとえば，本来のスタッフとクライエントとの間に専門家と非専門家という視点で線を引こうとすると，どこまでが専門家なのかわからなくなる場合がある。通常，専門家はクライエントに対して，性的な問題や金銭取引，ある種の社会的な関係などに立ち入ってはいけないとさ

れている。なぜなら専門家が公的な権限によって，私的な目的達成のためにクライエントを支配する可能性があるからである。しかしほとんどの者がその精神保健機関のクライエントであって，かつそこで働いている場合，クライエントと労働者の立場を分けるのは難しい。このような場合には，当事者が私的に利用されず，かつ当事者である労働者は社会的な支援システムと縁を切られないという原則（訳注，当事者として生活し働く権利を保障されること）をはっきりさせた上で，仕事に関する指導上の問題を個別的に扱うことになる。ところで，当事者である職員が直面する困難の一つは，孤立感であり，同僚と自分が違うという感覚である。そのため職員として働いている当事者が他の利用者から疎んじられないよう，グループ内のサポートが重要である。

　一方，精神保健サービスのシステムの中で彼らが働くことを促すのは過激だという声や，当事者を組織する人を配置して当事者のリーダーシップによる活動をサービスシステムの外に発展させるべきだという声もある。しかし当事者が精神保健サービスの中で働くことと外で活動を展開することとは矛盾した命題ではない。その気になれば双方とも同時に行うことができる。

　精神保健サービスのあらゆるレベルに当事者が参加し，働くことは，"われわれ"と"彼ら"との間の巨大なギャップを減らし，スタッフにとっては病気に苦しむ人たちに対する思いやりと尊敬の念を強めた。さらに，当事者とスタッフ双方にとって治療のゴールは回復であり社会への完全参加だということを実感させた。それは同時に，治療というプロセスに由来する不平等な立場を引きずった一方的な関係でないということの実例でもあった。理想的には，そして理想というのははかないものでもあるが，これまで述べた方法は当事者とスタッフ双方にとって，メルツェル（Merzel）がエンパワメントの三つの段階とし

て述べたように，当事者には自分のニーズを満たす権利があり，そのための自己決定権を有し，みずからの権利や声をいつどのような機会に行使するかを知ることのスタートになるだろう。

第 2 部
家庭のレベル

第5章　家族とともに生きる

　文化によっては，統合失調症の患者たちで家族とともに暮らす人の割合はとても高い。たとえば，ボローニャの公的精神保健システムで治療を受けているかなりの数の人を対象にして著者らが行った調査（Warner ほか, 1998）では，実に70％以上の人が家族とともに生活していた。コロラド州ボールダーで同じ調査をやったところ，調査対象は主としてアングロサクソン系のアメリカ人であるが，17％でしかなかった。イタリアの別の場所で行った大規模調査によっても，同様の結果が得られた。たとえば，ヴェローナでは64％（Faccincani ほか, 1990），ジェノバでは84％（Marinoni ほか, 1996）もの患者たちが家族とともに暮らしていた。米国は多様な文化の国である。オハイオ州では，ヨーロッパ系アメリカ人の患者で40％，ラテン系アメリカ人の患者で85％が家族と生活していた（Jenkins and Schumacher, 1999）。

　米国とイタリアとの比較研究によると，生活の質という点では，ボローニャの患者のほうが客観的に見てあらゆる面でボールダーの患者よりも恵まれている。その強みは家族との同居による（表5-1を参照）。たとえば現在の住居に住み続けている平均年数は，ボローニャでは20年であるのに対してボールダーではたったの3年でしかない。第3章で述べたように，統合失調症患者はストレスに対して過敏な反応を示す。したがって，米国の患者に見られる頻繁な引っ越し（しばしば再発後の立ち退き命令による）は，かなりダメージが大きい。加えてボローニャの患者たちの住む家は，持ち家が（ボールダーで8％でしかないのに対して），61％にのぼる。つまりボー

表5-1 ボールダーとボローニャにおける統合失調症患者の生活の質

(1994〜5)

	ボールダー	ボローニャ
客観的状況		
住居		
家族と同居（％）	17	73
持ち家（％）	8	61
ケアつき住居（％）	16	4
居住期間(月)	38	227
社会生活		
結婚または同居		
配偶者（％）	11	28
家族と毎日接触（％）	25	70
先週友人の訪問があった者（％）	71	43
法的		
過去に犯罪で起訴された者（％）	18	4
就労		
失業（％）	56	47
週30時間以上就労（％）	8	23
収入		
時給（米ドル）	4.63	9.38
週休（米ドル）	83	209
月収（米ドル）	585	721
主観的状況		
生活を楽しむには金がない（％）	72	41
引越ししたいができない（％）	57	31

＊収入は現時点での購買力に換算した現地での生活費

ルダーの患者たちは収入の大部分を家賃として払わないといけない。ボールダーの患者の圧倒的多数は，低い収入と高い家賃にあえぎ，経済的に恵まれない。

　ボールダーの患者のほうがより多く，住居や食べ物，金銭の面で不満足だと述べ，他方でボローニャの患者たちはそれらのニーズはしばしば家族のお陰で満たされていると述べた。結果的に，ボールダーの公的精神保健機関は管理された住居の立ち上げ，患者の毎日のニーズを満たすための食物，医療，金銭管理，服薬管理などの重層的なサービスに関わらなければいけない。他方でボローニャの精

神保健機関は，もっと自由にサービスの焦点を就労リハビリテーションに絞り込むことができ，ボールダーよりもはるかに多くの患者たちが保護的労働環境か一般労働市場で，フルタイムで働いている。

　ボローニャの患者たちのようなよりよい収入と安定した仕事，そして生活水準とがあれば，結婚相手を見つけるにも有利である。イタリアの統合失調症患者の30％は結婚しているかパートナーとの共同生活をしている。米国では，それは11％でしかない。

　イタリアと米国における統合失調症患者の生活実態の違いは，健康であろうが障害があろうが，成人した子どもが，自宅にいるということについて人々の見方が異なるためである。これは文化的な違いの大きさを反映している。あるイタリアの社会学者が述べた。"もしも米国で若者が家を離れたがらないとしたら，誰しもが，彼はどこか悪いのだろうといぶかしく思う"と（Bohlen, 1996, p.1）。同時に経済的な問題の存在も見逃せない。イタリアでは，患者のケアをする人は，それが親であれ配偶者であれ，あるいは肉親でなくても，月に約800ドルの手当てが支給される。かくして精神と身体とを問わず障害をもつ人を家庭内で援助することが可能である（de Girolamo, 1998）。

　このようにイタリアの統合失調症患者は家族と生活することによって得をしているが，他方で，家庭自体の損得を考える必要がある。多くの研究が示しているように患者のケアをすることは相当の負担である。この負担の重さは，他の精神疾患の場合よりも統合失調症患者に対するほうが数段大きい（Jenkins and Schumacher, 1999）。とりわけ，患者が無意欲や社会的引きこもりなどの陰性症状を呈するときに大きくなる（Faddenほか, 1987; Provencher and Mueser, 1997）。さらに，最新の研究によると，統合失調症患者のケアをしている人は感染性の疾患にかかりやすく，特に患者が幻覚のような陽性症状を呈するときに顕著になり，ケアをする人の客観的かつ主観的な負担は，患者が高度の陰性症状を呈し，かつ社会的

支援が乏しいときに増大するという（Dyck ほか, 1999）。

コロラド州ボールダー，そしてイタリアのボローニャとアンコーナで，統合失調症患者の家族を無作為に抽出して行った最近の調査結果が関心を集めつつある（Piccione, 1999）。この調査では，以前のボールダーとボローニャとの比較調査同様，家族と生活する患者はイタリアのほうがはるかに多かった。イタリアの対象家族のほぼすべて（96％）が肉親である患者と暮らしていた。他方で米国で患者と生活している家族は4分の1以下であった。イタリアの家族の圧倒的多数が，患者が起こす問題のせいで余暇時間を犠牲にしたり，外出や家事の遂行，あるいは休暇をとることもままならないと述べた（表5-2）。イタリアの家族の半分以上がこのような状況に耐えられないと言い，泣いたことも数知れず，抑うつ的になったことがあると述べている（米国の家族でそのような例は10％であった）。患者を抱えなければすべてがうまくいくと答えた家族は，米国の家族の5倍以上も多かった。

おそらくこの調査で最も深刻であったことは，イタリアの家族が同居する患者に対して抱いている陰性感情の深さを示す所見が多く認められたことである。イタリアの家族は米国の家族よりもはるかに多く，患者はわざと迷惑行為を働いており，援助する家族に対して協力的でないと考えていた。同時に，患者は別段の才能も能力も持ち合わせているわけがないと感じていた。イタリアの家族たちは，患者は話もろくに聞かず相談相手にもならず，親密な一体感を示さず情緒的な支えになるわけでもなく，家庭の運営にほとんど積極的な役割を果たしていないと考えていた。

事態がこのとおりであってはならないと思うがゆえに，こうした所見は実に悲しい。ウィスコンシン州のマディソンでの調査（Greenberg ほか, 1994）によると，ボールダーで行ったわれわれの調査同様，米国の家族の多くは患者が実際にも情緒的にも支えになっていると感じていた。マディソンの家族たちは，患者と定期的

表5-2 ボールダーとボローニャおよびアンコーナにおける家族の負担感と患者の思いの比較 1998—9 (％)

	ボールダー	ボローニャ／アンコーナ
ケアの与え手について		
家族や友人など3人以上の支援者がいる	17	46
いつでも専門家の援助を受けられると思っている	50	23
患者の病気による家族側の問題		
趣味をあきらめざるを得なかった	10	54
外出もままならない	3	20
就労や家事をやれない	0	11
こんな状況には耐えられないと思う	10	54
しばしば叫んだり抑うつ的になる	10	65
患者の病気さえなければ全てがうまくいくはずだと思う	13	65
統合失調症患者の側の思い		
自分のやることは家族の迷惑になっている	3	11
援助してくれる人たちが協力している	60	27
自分には才能がある	67	11
自分は家族の精神的支えになっている	34	4
相手に耳を傾け助言を受け入れている	31	11
自分は仲間の一員として貢献している	52	15
家族の一員として家事に貢献している	30	11

な接触をもっていた。しかしボールダー同様に、実際に家族とともに暮らしていたのは4分の1以下である。マディソンの家族の大多数は、患者に対して仲間意識をもち、患者は料理や日課を助けてくれ、話も聞いてくれ、相談相手になると述べている。明らかに患者と家族たちの間にある程度の距離があることによって、家族はより優しくなれる。

　ボールダーやマディソンよりもイタリアの家族たちには、専門家の適切な支援が不足していた。そのかわりにイタリアでは、患者が緊急事態を引き起こした際に他の家族メンバーたちの結束力ははるかに強く、他方、ボールダーの家族たちには専門家の助けを借りられるという確信がイタリアの家族よりも強かった。イタリアの家族、特に母親たちは米国の家族よりも、感情や不満の表現を抑える傾向があった。

どちらにしても家族とともに暮らすことは患者と家族双方にとって両刃の剣である。家族と生活することにより，患者は孤立や貧困，飢え，ホームレス，そして人生の中断というストレスから守られる。そして地域社会によりよく溶け込んでいける。ボローニャでは，少なくとも就労することの可能性はより高い。そして家族が患者と仲の良い関係を保ち，報われる関係をもつことは不可能ではないが，中には患者と生活するときに負担感と絶望とを感じる人もあり，かなり多くの家族は患者とより大きい距離をとらないでいると，患者に対して陰性感情を抱く。いったい，家族とともに暮らすことのメリットを生かしながら，ケアする者の負担を和らげる方法はないのだろうか？

　明らかなことだが，家族が患者を支援する能力は，家族自身の対処能力を向上させる取り組みと切り離しては考えられない。多くの調査によれば，英国や米国の家族は専門家からの助言や支持，情報などを日常的にはほとんど受けていないという（Fadden ほか，1987; Dixon ほか，1999）。地域ケアに関する他の調査によると，専門家からの支援によって，ケアする者の負担やストレスが減り，健康問題が改善する（Falloon ほか，1993; Reinhard, 1994）。とすればわれわれは，家族というものを重要な環境面の資産とみなし，われわれの社会資源を総動員して家族が患者に注ぐ力を強めるようにする必要がある。このことは「提案その6」で述べるが，イタリアで行われているのと同じく，それなりの財政的な裏づけが必要であり，「提案その7」で述べるように，家族に対する教育と彼らの問題処理能力に関する援助を必要とする。われわれの社会では，やらなければいけないことをやるようにしつけられた。しかしイタリアの母親たちは，そのような社会の物差しが通用しなくなるまで患者をケアし，それは家族の当然の義務だと考えている。これに対し米国の家族たちは，独立するという大切な感覚を養うために子どもは家を出るべきだと考えている。

考えてみれば，家族が患者に援助や住居を与える場所はどこでも良い。むしろわれわれは家族と患者との関わりの重要性を認識し，患者を援助することが家族にとって良い体験となるように援助するべきである。ただし，このような患者との関わりを好まない家族に対しては，患者ともう少し距離をとるように助言するのが良いだろう。可能ならば，里親と暮らすことが同じようなメリットをもたらすかもしれない。

提案その 6

ケアする人に無税の介護手当を

重い精神疾患をもつ人と家庭で共に暮らす人には，それが親子であれ配偶者であれ，あるいは里親であれ，無税の介護手当を支給するのが良いと考える。

たとえば米国では，現行の成人里親制度を拡充することである（精神疾患患者に対しては現在ほとんど利用されていない）。その結果，多くのお金が必要とする人たちに行きわたる。現時点でコロラド州では，成人里親基金制度は，補足的所得保障 (Supplemental Security Income; SSI) を月に約 500 ドルから約 700 ドルに増額できるならば制度として役に立つ。しかし重い精神疾患患者の 40％の人々は障害者所得保障 (Social Secutity Disability Income; SSDI) をもらっているために補足的所得保障を受給できず，他方，里親介護手当を受けている患者は 50 ドルの小遣い銭をもらうのみで，残りの額は承認を受けた里親に支給されているのが現状である[訳注1]。

さもなければ月 200 ドル以下の里親ケア加算が月約 400 ドル

に増やされ、補足的所得保障が重い精神障害の人全員に支給されるなら（障害者所得保障の受給の有無に関わらず）、そして、もしも里親加算が里親だけにとどまらず、ケア担当者、配偶者、家族の自由になるとしたら、家族や里親と暮らす精神疾患患者の数は増えるだろう。現在英国で限られた基準で行われている家族介護手当もこのように使われ方が自由になれば、患者にとってもっと役立つものになるはずだ。

精神疾患のある人々の里親ケアの歴史は古く有名である。14世紀ベルギーのゲールの村に始まり（Bromberg, 1975）、この30年ボールダーのフォート・ローガン（Fort Logan）精神保健センターが行ったプログラム（Warner, 1994）に至るまでの長い歴史を有する。ボールダーの精神保健センターもフォート・ローガン・モデル同様のプログラムを行っている。私たちのプログラムでは、数カ所の機関で最も障害が重いとされた患者たちが、彼らが希望する限りの長期間、里親家族と暮らしている。里親家族は新聞広告で探し、それにふさわしいかどうかの審査をし、家族ケアのコーディネーターが支援する。患者は自動車による地域移動治療チームから治療を受ける。里親家族は850ドルの支払いを受けているが、その内訳は、患者が自分の収入の半分以下を支払い、残りは精神保健センターの通常の治療予算で補っている。精神保健センターにとってこの経費は、スタッフが勤務するグループホームの経費よりも安いので、重い障害を抱えた人たちを支えるためには負担とならない。

しかし、もしも成人里親制度の手当てが前述のように拡充されるならば、患者も家族も治療システムにとってもメリットがある。里親あるいは家族と生活する患者の所得は、もはや家賃

訳注1）SSI は高齢者、障害者のための生活扶養手当、SSDI はかつて働いて保険料を納めたことのある障害者への給付金。

や食費にそのほとんど払わなくてもよくなり，ほどほどの収入に増える。そうなれば彼らは貧困から脱出し，レクリエーションや旅行，休暇のためにも出費できる。そしてパートナーと暮らしたり結婚することも可能になる。（前述のように，ボローニャのような家族介護手当てがあれば，ボールダーでもほぼ3倍の患者たちが結婚したりパートナーと同居できる（Warnerほか, 1998））。

　支持的な家族と暮らし，毎日のストレスも減り，貧困や疎外から無縁になれば，患者たちは不法なドラッグを使うことも少なくなり，貧困に基づく犯罪も減り，病気の再発も減る。現状の社会資源への投資を転換し，ケアをする人への介護手当を増やすことにより，精神保健システムも恩恵を受ける。これまでの生活支援や多面的な地域ケア，服薬や金銭管理などに代わって，クラブハウスの設立，援助付雇用，家族への支援や教育などのリハビリテーション的な実践に力を注げるようになる。現時点では，世話人つきの住居や，毎日の治療上のチェックが必要な重い精神疾患のある人たちへのサービスのために，ボールダーでは月に7,000ドルを越す出費をしている。しかし家族によるケアは世話人つきの住居よりもはるかに安い（Warner and Huxley, 1998）。そして里親や家族と暮らすなら，患者の生活内容も改善し，高いコストを必要としていた患者たちに対する費用を半分に下げることができる。

第6章　家庭内のストレス

　先進国や途上国を含むいくつかの国で，家族の「感情の表出」(expressed emotion: EE)が調査された。その結果明らかに，批判的だったり過干渉の（高EE)家族と一緒に暮らしている統合失調症患者は，そうでない（低EE)家族と生活する患者よりも，再発率が非常に高かった (Leff and Vaughn, 1985; Parker and Hadzi-Pavlovic, 1990)。他方で高EEの家族も，ケアに重荷を感じていた (Scazufca and Kuipers, 1996)。この調査にあたっては，家族の感情表出のレベルを測定するために構造化されたインタビューを行い，家族が自分たちの患者について語る批判，敵意，過度の巻き込まれ，温かさ，肯定的な献身などを示す感情をテープに録音し，それらをカウントして測定した。11の国で行われた26の感情表出研究のメタ分析によると，2年以内における再発率が，高EEの家族と暮らす患者は66％で，低EEの家族と暮らす患者（29％）の2倍以上であった (Kavanagh, 1992)。他の研究によれば，より批判的でなく情緒的巻き込まれの少ない家族は，患者の覚醒レベルを下げ，統合失調症患者に好ましい治療効果を及ぼす (Tarrierほか, 1979; Sturgeonほか, 1981)。他方で，自分の両親は情愛が深く指示的ではないと感じている患者は，両親と接触をもっている限りは再発率が低く，しかし，その接触が途絶えてしまうと，ものごとをうまく処理できず再発しやすい (Warner and Atkinson, 1988)。

　日常的な西洋の基準では，より批判的で過干渉の家族が異常であるという指標はない。しかし，患者に対する批判がたえず，押しつけがましい家庭では，患者は家族とうまく暮らすことを困難にする

性格特性を身につける（Warner ほか, 1991）。統合失調症患者が安定して生活できている家庭は，普通よりも感情を表に出さず寛大になることによって，むしろ患者に適応している（Cheek, 1965; Angermeyer, 1983）。

　いくつかの研究によれば，家族に対する心理教育によって，患者に対する家族の非難と過干渉とを減少させ，再発率を減らすことができる（Falloon ほか, 1982; Berkowitz ほか, 1981）。家庭のストレスの低さは，統合失調症の再発に関して抗精神病薬の果たす役割に匹敵する効果がある。抗精神病薬を飲んでいても，高 EE 家庭で生活している統合失調症患者は，1 年以内におよそ 50%が再発する危険がある。もしも家庭を低 EE 環境に変えることができるならば，再発率は 10%またはそれ以下になるだろう（Leff and Vauglm, 1981, 1985）。効果的な介入には，三つの基本的な内容がある。①家族と患者のための病気に関する詳細な情報。②問題解決策を開発するための家族への支援。そして，③実際に共感して支えることである（McFarlane（編）, 1983; Falloon ほか, 1984; Left and Vaughn, 1985; Leff, 1996）。なかにはもっと高度に構造化されたアプローチもある。

　英国のレフとヴォーンによって考案された支援策（Leff and Vaughn, 1985）は，あまり構造化されていないが，家族に対して統合失調症の診断・原因・経過および生活管理に関する教育を提供している。この教育は普通は家庭で行い，家族は質問するように励まされる。同時に高 EE の家族は，過度に批判的になったり過干渉になったりせずに患者と暮らし，患者との間での日々の問題をどう切り抜けるかを低 EE 家族から直接学べるように，家族のグループに加わることを勧められる。患者は，この家族のグループには誘われない。また家族には，患者とともに家族成員間の問題を議論する個別的な家族療法も提供される。

　ファルーンによって開発された心理教育は（Falloon ほか, 1984），

統合失調症の教育，コミュニケーション技術の訓練，構造化された問題解決技法，さらにどういう行動をとればよいかという戦略などからなる。教育の内容としては，維持薬物療法や副作用の情報，再発のサイン，違法薬物の危険性などがあげられる。コミュニケーション・トレーニングでは，家族の中の肯定的な感情と否定的な感情の表現のちがい，聴く技術，相手に違う行動をとってくれるように頼む方法などを獲得目標とする。構造化された問題解決技法では，何が問題であるかを確認し，あれこれの解決法をリストアップして各々の解決法の善し悪しを議論し，最善のものを選び，それを実行し，それが役立ったかどうかをチェックする。

　このような家族に対する心理教育は，それぞれの細部は異なっていても，統合失調症の再発率を減らすことに非常に効果的であることが証明された。しかし，このような方法は，世界のどこにおいてでも，地域精神医療の中で普及しているわけではない。患者の家族に必要なすべてのサービスを定期的に提供するプログラムは，ほとんど実行されず，孤立していた。ところで，新しい抗精神病薬が発売され，それが効果的で副作用が少ないならば，市場を大きく占有し，数カ月のうちに非常に広く使われるようになる。家族教育もそうだが，なぜ心理社会的な変化の広まりはこれほどまでに遅いのだろうか？　それにはいろいろな解釈がある。

　○地域によっては，統合失調症患者のほとんどが自宅で生活していない（最近，コロラド州ボールダーでは10％に減少した）。したがって，セラピストとマネージャーは，家族への介入が妥当で費用対効果もよいと認識していない。しかし，世界の大部分の地域では，半分またはそれ以上の患者が家族と同居している。
　○「米国精神疾患患者のための全国連合」（the National Alliance for the Mentally Ill in the US）のような一部の，家族団体は，感情表出調査とそれに基づく家族への介入に，それはスティグ

マを助長する概念であると主張して反対した。しかしこのような主張に対して，研究者とセラピストは，EE 学説が統合失調症を引き起こす原因が家族にあるとして家族を非難しているのではなく，むしろ家庭で精神疾患の患者とうまく付き合う方法のトレーニングを提供しているのだということをわかりやすく伝えなければならない。こうしたことの背後には家族が許容できるような方法で情報が提供されなかった可能性がある。

○心理教育研究の結果は，介入を実践するはずの人々，すなわちソーシャル・ワーカーや心理士，そして看護師たちに，正式には広められなかった。なぜならそれは，主として精神科医向けの雑誌やカンファレンスで報告されたからである。

○心理教育的なアプローチは経済的な利益に直結しないため，新しい抗精神病薬や抗うつ薬のように積極的に普及されない。

○地域精神医学も，あまりにも一貫性を欠いて受け身的であり，みずからを変えようとしない。もし時代を先取りして心理教育を導入していたなら，コストを下げ生活の質が改善できただろうに。

次の提案は，これら考えうるハードルの大部分を克服し心理教育の普及につなげる試みである。

提案その 7

家族に対する心理教育導入へのマーケティング

政府の保健機関または独立した財団は，精神医療従事者向けの家族教育的アプローチの概念を広めるために広告会社（おそらく普段は主要な製薬会社を相手に営業している）と契約可能

であろう。この会社は、治療法を記述した無料のマニュアル、ワークブック、対話式の CD-ROM、それに方法論とその費用対効果を示すビデオを制作して配布する。そして、家族教育を進める地域の継続的な教育活動に資金を供給する。広告会社は、製薬販売の手法にならって外交員を雇い、彼らが臨床スタッフと患者の QOL に果たす利益について伝え、他方で精神保健機関の経済的効果について管理者と話し合う。広告会社は、製薬会社のパンフレットと同じぐらい頻繁に開業医に魅力的な手紙を送る。同時に、米国では、マネージドケア[訳注1]を取り入れた支払い団体が働きかけのもう一つの目標になるだろう。開業医がコストの安い家族教育を治療方法の一つとして採用するならば報酬が受けられるように、マネージドケアを取り入れた支払い団体に働きかけるのである。家族の教育、支援と問題解決トレーニングのプログラムを要求するよう促すことは、精神疾患患者の家族をとりあげる情報メディアを動かすであろう。

このようなキャンペーンに要する年間の費用は、かりに家族

訳注1) 医療費の包括支払い制度。「マネージドケア」は、米国の保険会社が加入者の医療費削減を狙って、入院が適正であるかの判断、各診断名や手術に応じた定額一律の医療費支払い、病名や手術に応じた入院期間の設定などを行うために導入した方式。定められた治療基準に反すると医療費の支払いが拒否される。当初は民間保険会社の加入患者と医療機関だけが対象だったが、その後、メディケア(主に高齢者や障害者を対象とした公的医療制度)やメディケイド(主に貧困者を対象とした公的制度)でもその方式を取り入れるようになった。日本でもかつては診療報酬は医師の裁量による治療行為や検査に対する「出来高払い」方式が主であったが、近年は精神療養病棟や認知症治療・療養病棟にみられるように、治療や検査・投薬の内容を問わず「1カ月いくら」と入院費が定められるようになった(包括医療費制度)。これは「マネージドケア」方式の日本上陸である。「マネージドケア」方式は近年、さらなる医療費節約のため英国の開業医(GP)に対するのと同様に、主にプライマリーケア医に対して登録患者数に応じた人頭割診療報酬(capitation)を導入した。2008年に施行されたわが国の「後期高齢者医療制度」でも「かかりつけ主治医」のもとで、「ひと月の外来医療費上限の決まった」診療を行うとされ(包括医療費制度の外来診療への導入)、人頭割診療報酬と似た方式が導入されたが、必要な検査・投薬も行えない萎縮診療になるとして患者も医師会も反対している。

教育の効果が新しい抗精神病薬の効果に匹敵するとみなすならば，米国全土で200万ドルから2,500万ドルまでの範囲に収まるものと思われる。まして競合製品なしで社会的な介入を促進するキャンペーンであるので，その宣伝コストはこの範囲の最低のラインで済むだろう。たとえば，すべての米国地域精神保健センターのマネージャーと1年に何回かサイト上で連絡をとるためには，よく訓練されていて報酬（実績に応じて報酬額を契約）の安定した10人あまりの人間がいればよく，150万ドルの費用で済む。英国またはイタリアで同じキャンペーンをしたとすると，そのための費用は，これらの4分の1にも満たないだろう。

　1990年の米国における統合失調症治療の直接経費は，170億ドル以上に達した。うち，25億ドルは短期入院治療に費やされた（Rice and Miller, 1996）。家族の心理教育を普及するためには250万ドルかかるが，その額たるや微々たるものであり，とりわけ家族教育実施によるメリットが大きいと思われる初年度の入院医療費のわずか0.1%を充当するだけで済む。実際の利益が出てからでないと社会的な目的のために投資できない，という考えは正しくない。

第7章 人を疎外する環境

はじめに

　数十年前，1950年代に，ケアの重点が病院から地域社会へ移り変わりつつあった時，当時の革新的な医師たちは，その頃**施設神経症**と呼ばれていた状態を改善する方策を見出していた。そもそも病院という所は，人が拘束され組織的な管理が徹底され，しかも何の意味もない場所であり，患者たちが示す独特の姿態，たえまないうろうろ歩き，失禁，そして予測できない暴力などは入院生活の悪しき所産である。しかし，病棟を人間的なものにし，スタッフと患者の力関係を変え，患者も病棟の管理に参加する「治療共同体」を確立することにより，長期の病院生活によって患者の心に深く染み込んでいた行動[訳注1]は消失した（M.Jones, 1968; Clark, 1974）。

　病院における拘束，管理，それに空虚さは，地域で暮らしていても，急性期症状のため入院していても，患者たちの人生に重くのしかかりつづける。その結果として，精神疾患の患者たちはわれわれの社会で最も疎外された人々の一部となっている。彼らは毎日，疎外の主な内容すなわち，無意味さ（第8章参照），無力（第4章参照），やることがないこと，社会からの隔離（第10章参照），そして，仕事からの排除などに直面している（第8章参照）。ところでマディ（Maddi, 1981）やヤーロム（Yalom, 1980）らは，実存神経症[訳注2]の現れは，退屈さと抑うつと感情鈍麻と，慢性の無意味

訳注1）　つまり施設神経症。
訳注2）　人間存在の意味や価値を見失って精神的貧困状態に陥ること。

さ，無目的さと無関心が一緒になったものであるとしている。そして，長期にわたって精神疾患を患う人々と一緒に働く人たちは，患者の中にごく当たり前に，こうした特徴を認めるだろう。多くの患者たちは，無目的で退屈な人生に向き合っている（第8章参照）。ちなみにうつ状態は，統合失調症においてもよくみられる。アイオワ州で記録をつき合わせて行った調査（Blackほか，1986）によると，自殺既遂の比率は一般人口と比較して，統合失調症患者の場合に男性で30倍，女性でおそらく60倍に達し，同時にそれらが感情障害よりもはるかに高いことを示した。つまり私たちはそれまでホスピタリズムによって作られた**施設**神経症を，あいかわらず生きる意味の見出せない，新しい**実存**神経症と交換しただけかもしれない。もっともその回復への方法はもともとの精神疾患から回復するプロセスと同じであるが。

　患者たちに当たり前の生活環境を提供し，患者たちが自分の治療に関心をもち（提案5参照），生産的な社会的役割に就く機会を作り出す（提案9, 10, 11参照），といった方法によってホスピタリズム解消に役立つことが証明された。それと同じ方法が，地域で生きる意味を見出せずに生活している人たちの実存神経症の治療にも有効であろう。

　しかしながら，統合失調症患者が病院で独房に監禁されていたり，身体的に拘束されるなど，これ以上ない劣悪な環境にあるならば，地域におけるノーマライゼーションの努力や，当事者のエンパワメントの機会を作り出してもほとんど意味がない。拘束と隔離は，英国の病院ではここ何十年もほとんど使われていないが，米国ではいまだに珍しくない。隔離という措置は米国では救急入院ユニットで40％を超えている（Binder, 1979）。そして，隔離室での経験は精神疾患患者の病気の見方をゆがめ威圧するにちがいない。米国の入院患者が彼ら自身と彼らの精神疾患の絵を描くよう求められたとき，3分の1以上は自発的に隔離室の絵を描いた。退院してから1年経っ

た後でさえ,隔離の経験は,恐怖と苦しさの感情とあいまって,多くの人々にとって精神疾患そのものを象徴していた（Wadeson and Carpenter, 1976）。

患者を拘束することも,米国ではありふれている。1980年代の1カ月の間に,オハイオ州シンシナティの,ある精神科救急治療室に運びこまれた全患者の4分の1は,拘束されていた（Telinteloほか, 1983）。精神科病棟での拘束について最も一般的な理由は,暴力ではなく,「社会的なルールを守らないこと」（Sologg, 1978, p.182）と「治療環境に対する破壊的な行動」である（Mattson and Sacks, 1983, p.1211）。

米国の入院患者は隔離や拘束から解き放たれても,病棟のドアには鍵がかけられていることが多く,さらには退院して地域で当たり前の生活を追求する機会も乏しい。

提案その8

急性期治療を病院でなく家庭で

病院にとって代わる急性期治療のための開放的で家庭的な状況を作ることによって,私たちは,入院治療に伴う拘束の多くを取り除き,患者に当たり前の環境を提供することができる。このような治療環境によるメリットは計り知れない。それは病院での治療より非常に安く,より強制的でなく,より疎外しないケアを提供するため,入院治療とは異なる結果を生む。施設的ではない状況下でサービスを受けている人々は,彼ら自身に備わっている力を発揮することが可能になる。彼らは,ある程度自己をコントロールすることを訓練し,自分自身の行動と生

> 活環境を保つ責任を受け入れることを求められる。その結果，クライエントはより多くの自尊心，技能，そして自分自身を支配しているという感覚を維持するのである。病院にとって代わるものとしてここで紹介する家庭的で非強制的な方法は，病院治療よりも容易に，危機にある人との人間的接触を深めるものだ。

1. 哲学的起源

　急性期にある精神疾患を治療するための，病院以外の代替施設の多くには，共通したモデルがある。そのうちのいくつか（たとえばポール・ポラックの革新的なクライシスホームプログラム）は，英国の精神科医マクスウェル・ジョーンズに代表される戦後の治療共同体運動と関連がある（Jones, 1968）。他のもの，たとえば，カリフォルニアのソテリアや（Mosher, 1995），スイスのベルンのソテリア（Ciompi ほか, 1995）は，1960年代のロンドンのフィラデルフィア協会におけるレイン（R.D.Laing）と彼の同僚による実験にルーツを求めることができる（Bames and Berke, 1972, Sedgwick, 1982）。オランダの危機介入施設は，ジェラルド・キャプランの1963年の本『予防精神医学の原則』でとりあげられた感情障害の初期予防の概念を基として発展した（Caplan, 1963）。
　この糸をたどっていくと，戦後の社会精神医学の革命的な発展，さらに早い時代の源，すなわち19世紀初めのモラルトリートメントの成功にまでさかのぼる。そして以上の代替治療プログラムとモデルには，19世紀および20世紀以来の実践と共通のテーマがある。そのテーマは，患者の人間的なニーズと病気の性質について，重要なことを教えている（K.Jones, 1972, Warner, 1994）。今は，モラルトリートメントの時代の場合のように，心理社会的治療の方法は，

小規模で，家族形式で，当たり前の生活に近いものにしようとしている。これらの施設は開放的で，地域社会の中に溶け込んでおり，利用者が友人，家族，仕事，そして社会生活とのつながりを失うことなく滞在できる。これらの施設は，柔軟で非高圧的で，しばしば階層的な権力構造ではなく，より純粋な仲間関係に基づいている。これらの施設においては，利用者である患者が施設の管理に関わり，患者が持ち合わせる能力のすべてを活用する。治療のペースは病院ほど速くはなく，ユニットは概して，本当に休息できる静かな「精神病院」の環境を提供している。

2. シーダーハウス

シーダーハウス（Cedar House）は，コロラド州ボールダーのにぎやかな住宅街にある大きな家である。それは，入院医療費の増大を防ぐために地域精神保健センターの業務の一貫として20年以上前に建てられた。シーダーハウスでの治療にかかる経費は，地域の精神病棟における日常経費の半分で済む。またこの建物の真価はそれだけにとどまらなかった。クライエントにとってもスタッフにとっても，制限がなく，強制がなく，人が疎外されることのないこの施設は高い信頼を得ている。その結果，クライエントはハウスの規則に従うよう努力する。そして，重度の患者は病院にいるときよりも，その振舞いが攻撃的でない。この施設はかなり小規模で，スタイルは家庭的であるが，しかし治療方針の決定においては医学的な立場に貫かれている。

シーダーハウスは，救急精神科病棟と同じような，看護師，精神科医，メンタルヘルスワーカーをスタッフとして配置し，ボールダー郡の精神保健センターの救急患者のために，病院に代わるものとして機能している。それは，病院と同様に，すべての通常の精神医学的な診断と治療的サービス（電気けいれん療法を除く）を提供する。

医学的評価を欠かさず行うことは，ここでは前提条件となっている。急性または慢性の器質性脳疾患の人々など，先端医療や神経学的診察を必要としている患者は，地元の病院の医師の診察と判定を受ける。病院と違い，ここは家にいるのと同じ雰囲気であり，鍵も強制もない。

　シーダーハウスの外観は，病院のようではなく，出来るだけ中流の家の趣きを保つようにしている。居住者とスタッフは，ハウスにペットを持ちこんでも構わない。鳥がどこかのベッドルームで囀っているのが聞こえ，大きな犬が家のまわりを歩き回っている。冬の夜には，暖炉に火がゆらぐ。スタッフと患者は，当たり前のように助け合い，家事を分担する。居住者は，セラピストから外出を許可されれば，出入りはまったく自由である（何人かは治療中に仕事のために出勤する）。スタッフは，患者が自発的に治療とハウスの規則に従うように励ます。誰も，閉じこめられたり，鍵をかけられたりすることはなく，服薬を強制されることもない。多くの患者は，とは言っても州の精神疾患法規の条項の監督のもとに，不本意ながらシーダーハウスに入居を許されている。代替手段が病院治療なので，彼らはシーダーハウスでその法的規制を受け入れている。しかし実際には誰もそれを好んではいない。

　ハウスで治療できない人々は，暴力的か脅迫的な人たちである。彼らは，あまりに騒々しく，また興奮しているので，他の入所者が耐えきれなくなったり，あるいは混乱しているためスタッフの支持に従えない。ハウスは，しょっちゅういなくなる人や家出をしがちな人，そしてその結果として深刻な自傷をしそうなクライエントは扱うことができない。銃を手にする手段をもっているか，あるいは銃を使う危険のあるクライエントは入居を認められない。実際問題としては，重いうつ病の人，統合失調症の急性期症状を呈する人々の大部分，そして多くの躁病の人々は，入所の対象とされている。適応障害または人格異常の一部の人々は，入院することができる。

クライアントたちは，精神疾患に加えて薬物乱用の診断を受けていることが多い。病院へ転送される必要がある患者は，10%足らずときわめて少ない。だからシーダーハウスは閉鎖的な病院治療に完全にとって代わったわけではない。しかし，それは精神保健センターの救急患者の半数以上に提供された。もしこのタイプのベッドがもっと多く利用できるならば，さらに多くの人に提供できただろう。

次のような問題があるとしても，それだけでは絶対にシーダーハウスへの入所を拒否しない。

①重篤な精神疾患。
②他にも合併疾患を有すること。
③脳の器質的疾患。
④自殺念慮または自殺のそぶり。
⑤年齢（16歳以上は入所可能，65歳以上でも通常認められる）。
⑥社会階級（中流の上の階級で少し経済的余裕のあるクライアントとその家族にとっては，シーダーハウスがもたらす私立病院の水準を超える利点を認めるのに，しばし時間がかかるだろう）。
⑦治療代を支払う能力（良い医療保険をもつ人々でさえ，病院への入院は許可されそうにない。しかしシーダーハウスでは保険をもたない人の入所も拒否しない。それは，シーダーハウスのケアは，センターの通常のケアをおきかえたものであり，一部のクライアントは理事会に寄付し，賃貸料の経費に貢献しているからである）。
⑧不快な性癖。
⑨ケジラミ症，伝染性肝炎，エイズまたは通常の伝染性疾患の予防措置によって制御できる感染症。

彼らが病院に入院するならば，シーダーハウスで治療を受けている多くの人々も拘束や隔離といった強制的な治療の対象となるだろう。病院では，そのようなアプローチがごく普通に使われているの

だから。拘束を回避できるということは，その後の住居プログラムの大切な利点である。それは，患者の自尊心と自己制御の感覚を維持する際に重要だからである。

　ノーマライゼーションの理念に基づくシーダーハウスの治療は，当事者をエンパワーする治療共同体のアプローチの多くの特徴を有する。居住者は，毎日の家事に参加する。クライアント全員が日常的な雑用を引き受け，そのうちの1人（雑用に関するリーダー）は他の人の仕事を監督する。能力のある居住者は，治療の援助をする。また，たとえば，必要なときには，しばしばより重い患者のハウス外への外出をエスコートする。ただし家事の管理への患者の参加や治療のプロセスへの参加は，クライアントをエンパワーするものであるが，患者の参加の範囲は制限されている。その理由は，患者の平均滞在期間が短いからである。一方，患者の出入りが激しいので，新しい入所者のためにいつでも部屋を利用できるようしておかねばならず，スタッフは入所と退所についての決定について緻密にコントロールしている。

　シーダーハウスは，混んでいる。病院と同様に，患者は日中でも夜中でも，どんな時間にでも入所する。新しい患者はすべて，正式な入所手順を経て，24時間以内に精神科医の面接を受ける。通常1カ月あたり20人から25人が利用している。次の救急患者のためにベッドを空けるため，スタッフと患者には滞在の長さを短く効果的な期間に制限するようプレッシャーがかかる。大部分の患者は1，2週間を過ごすが，中にはもっと長く滞在する人もいる。ときどき数カ月を過ごす人がいるが，それは一般に，時には潜在的に危険な，時には医学的に不安定なリスクの大きい患者である。広範囲なサポートときめ細かな治療があっても，地域社会に移すことが難しい人がいる。

　シーダーハウスに入るとき，最初に行われるのはその人の対人関係についての調査である。何が起きて，この時，ここに担ぎ込まれ

るに至ったのか？　経済的な状況，生活の環境，仕事の状況はどうか？　最近何か変化があったか？　家庭内に緊張があるのか？　その人は，今のような生活をするようになってから再発の頻度が高まったのか？　そのような質問に対する答えから，短期，長期の治療が計画される。それは，患者の当面の回復につながるだけでなく，退所後の再発の危険を減らすことにもつながる。すべてのクライエントにとってのゴールは，シーダーハウスを去ることであるが，同時に自分に向いた生活状況を作り回転ドア症候群を防ぎ，人並みの生活の質を保障するという目標に見あった治療計画を立てることである。実際に，誰もシーダーハウスを去った後にホームレスの避難所にとどまる者はいない。

　集中的な居住型治療が病院治療をしのぐはっきりした長所は，より安いコストでよりゆっくりしたペースで治療を進ませることができる点である。そこでは，より多くの時間を，患者の病気の特徴と過程を観察することに費やすことができる。薬物を選び調節し，副作用を排除して，治療の効果を評価することができる。

　安全性は居住者とスタッフにとって重要な問題である。そして，誰も攻撃的にならないと請け負うためにあらゆる努力が払われる。危機介入テクニックを用いて，論争や激しい動揺を段階的に減少させる。スタッフはクライエントからの他の居住者が不穏になっているかもしれないとの報告に耳を傾ける。興奮したクライエントは，薬物を勧められるか，または必要に応じて入院させられることがある。誰もが，尊敬の念をもって治療されることになっている。この住居の居住者は，すべからく支えあい，スタッフとともに，暴力をふるわず安心していられる雰囲気を尊重する。スタッフはチームとして働くが，各々が治療計画に関わる機会と責任とを有している。

　このように高い治療効果をもつ居住型治療は，病院のそれと類似した職員配置パターンを必要とする。メンタルヘルスワーカー（精神科治療の助手）と看護師は，いつでも詰めている。平日には，心

理学または社会福祉の資格をもつ3人の経験豊かなセラピストが，居住者へのサービスを提供する。彼らは精神療法，家族療法，さらには障害給付金を得ることのような実際的な問題についても援助する。そして，クライエントが地域社会へ戻れるように調整する。精神科医は，1日あたり3時間いて，電話では24時間対応する。

チームリーダーは，プログラムを指揮監督する。そして，秘書のアシスタントは，必需品や食物と家具の修理と購買を担当し，事務を管理する。学生とボランティアが，いろいろな方法で活用される。パートタイムのコックは，メンタルヘルスワーカーの助言のもとに食事を準備する。

少なくとも2人のスタッフがいつもハウスにいる。うち1人は必ず看護師である。夜には，看護師は仮眠するが，必要ならば任務に就く。プロとしての高い水準をもち，明るく柔軟で，危機状況に対応でき，そして，ストレスの下で働くことができるような，さまざまな職業的バックグラウンドをもつ人々が雇われている。彼らは，積極的で親しみやすく，同僚とよいチームワークを保っている。彼らは，クライエントと働くことを楽しみ，尊敬と尊厳をもってクライエントに対応するはずだ。

シーダーハウスが一部商業地域に建てられたことには大きい意味があった。2, 3ブロック内にクライエントが使う多くの地域社会資源がある。食料雑貨店，郵便局，喫茶店，病院の救急治療室，公園，そしてレクリエーションセンターなどがある。しかし，近隣の住民は，長年にわたって，シーダーハウスの存在に対してほとんど懸念を示さなかった。

初期には所有地のまわりにプライバシー・フェンスを建設するのが必要だったこともあり，特に夜には，騒音が出ないように処置がとられた。しかし，ほとんどの場合，苦情はなかった。

シーダーハウスの職員数は，プログラムの性質をかなり変えなければ減らせない。したがって，比較的高い固定経費がかかる。もし

住居内の急性期の患者が15人より少なければ，治療上の方針は改善されるだろう。しかし，これは1人あたりの毎日のコストを増やすこと，または治療できる患者の疾病の重さを制限する水準にまでスタッフを減らすことをしない限りは達成できない。

　シーダーハウスの経費は，1日200ドルであり，病院の半分である。しかし，クライエントまたは保険会社からの返済によってカバーされているのは，実際のコストのわずかな割合でしかない。ハウスは病院とみなされず，多くの保険会社は入院治療に匹敵する医療費を支払わない。しかし，一部の健康管理機関（HMO）は，他の選択肢が経費の高い病院治療しかないとき，シーダーハウスが格安であると認め，その治療について精神保健センターに対して全額を支払う。コロラドでは最近導入されたメディケイド（低所得者医療扶助制度）の精神保健返済方法を使いながら，精神保健機関は，従来の病院の病棟よりはるかに魅力的なシーダーハウスのような安価な非病院機関を利用している。そして，シーダーハウスが財政的に発展性がある理由は，それが医療を必要としているクライエントに対して治療の選択肢が広がるからである。

　人口20万人以下の担当エリアの精神保健機関にとっては，シーダーハウスほどの固定経費を出費するのは難しい。しかしこの条件をクリアーできるなら，シーダーハウスモデルは，地方の機関にも都市の機関にも適用可能である。コロラド州の精神保健部は，国の北部とロッキー山脈西側斜面の，遠く離れた農村地帯にも，州立病院にとって代わる，家庭により近い施設としてシーダーハウスモデルの設定を決定した。類似した急性期治療は，バンクーバー，ブリティッシュ・コロンビア（Sladen-Dewほか，1995），ワシントンDC（Bourgeois, 1995），トリエステ（イタリア）などに見られる（Warner, 1995）。

3. クライシスホーム

　1970年代と1980年代の間に，コロラドのサウスウェスト・デンバー精神保健センターのポール・ポラックと彼の同僚は，急性期の混乱した患者を治療するための里親制度（family sponsor homes）という革新的なシステムを確立し運営した。このプログラムでは，多くの家庭が慎重にスクリーニングされ選ばれた。患者たちはそれらの家庭で危機に瀕していた間，援助を受けた。精神科医，看護師と他の専門家からなる移動チームは，里親の家にいる患者に治療を施した。このプログラムは，この機関があつかう救急入院の大部分の人々に適切であることが証明され，1日あたり病床利用率を担当エリアの住民10万人につき1床に減らすことにつながった（Polakほか，1995）。

　サウスウェスト・デンバー精神保健センターは，独立した機関としてはもはや存在しないし，里親制度のシステムを運営していない。しかし，このシステムは他の機関のモデルになった。ウィスコンシン州マディソン郡のデーン郡精神保健センターもその一つである（Bennett, 1995）。そこでは，12以上の家庭が，危機にあるさまざまな人々をケアしている。そのうちの大半はそれがなければ入院しているであろう人たちである。これらのクライエントのほぼ4分の3が急性期精神疾患で苦しんでおり，その他の人には自殺の危険がある。プログラムを利用するクライアントのおよそ40％は，病院の治療に代わるものとして地域から入所する。残りの40％は，病院に入院していた人たちである。そして，最後の20％は，入院治療を必要とするほど病状は重くはないが，住宅の問題または社会的な問題がある人たちである。以上の人たちの平均滞在日数は，わずか3日である。

　クライシスホームに入るのを許可された人々による暴力の問題は

ほとんどない。これは，一つには，適切なクライエントを慎重に選定するためである。また一つには，クライエントが他者の家に招かれる特権を与えられたような気になるので，泊まり客のような礼儀正しさで振る舞おうとするためである。この理由により，難しい人格障害のある人々も，クライシスホームでは，病院においてよりも穏やかに振る舞うように見える。

クライシスホームモデルは，固定経費が低い。したがって，このプログラムは，非常に少数のベッド数（4～6）で設置費用対効果を大きく損ねるすることがない。地方の場合には，このモデルは，病院のように地域の中央に位置することなく，クライシスホームが広く分散し，クライエントの家の近くで集中的な治療を提供することが可能となる有利さがある。このシステムが効果を発揮するためには，医療機関は，高いレベルでサポートし続けなければならない。特に里子となっている患者たちには，専門家からの継続的で十分な量の支援が必要である。これらの患者には24時間利用できる，専門家の移動チームによる集中的な精神医学的治療が提供される。

このように急性期の病状を呈する人々に自分の家を解放する人々は地域にほとんどいないと思うだろう。しかし，このタイプのプログラムがコロラド州ボールダーで始まったとき，新聞記事と広告を通して，最初の1カ月に100人もの人々がプログラムに問い合わせの電話をし，2，3週間内に6軒の家が選ばれたのだ。

結 論

病院に代わる効果的な急性期の治療環境は，次の条件を満たさなければならない。

○最大でも15人ほどの小さいサイズであること。しかし，サイズが小さくても，費用対効果を満足させなければならない。

○入院よりも少ないコストに抑えること。そのことにより入院医療に要する経費の節約になる。大部分の救急医療の代替手段は，病院治療の半分または半分以下の費用である（Warner, 1995）。コストがより低いことは，より長い滞在，よりゆっくりした治療ペース，そしてしばしば薬の量を減らすことができる。

○多角的な視点に基づく精神医学的な評価と治療を提供すること。精神科医は，毎日頻繁に診察し，すべての新しい入所患者の評価を24時間以内に行うこと。

○規則は不変ではない。個々人のニーズを最大限満たすことにこそ，この方式の価値がある。

○スタッフが独立した意思決定をできるように，かなりの裁量を彼らに与えること（Mosher, 1995; Warner and Wollesen, 1995）。

以上のような方法は，多くの利益をもたらす。病院による治療よりも非常に安く，より強制的でなく，より疎外的でない治療を提供することになる。これらの利点にもかかわらず，米国と英国では，このような治療機関は，利益を受けることができる多くの患者がおり，期待されている割には少ない。

なぜそのようなプログラムが少ないのか？　英国，オーストラリア，それにいまだ病院を基盤としたものと緊密につながった精神保健プログラムをもつ国々では，必要な資金に関する制限を解くには，病院の病床を閉鎖することが必要である。それには官僚組織との長期的な交渉が必要となる。米国は，精神保健プログラムが多くの場合政府からより独立している国である。したがって，この作業はやりやすい。しかし，これまでの健康保険制度は，病院代替プログラムに適用されなかった。最近になって，米国のマネージドケアの支払い側は，非病院プログラムはコストが安く，あるいは利益をもたらすことを意識するようになっている。メディケイド人頭割診療報酬支払制度が，国中の多くの州に導入されつつあり，それらの地域

では，病院にとってかわる治療環境が，コストをセーブするため，従来のケアに優先して頻繁に使われることが期待できる。

第 3 部
地域社会レベル

第8章　働くことの有効性

はじめに

　働くことは，19世紀の人道的なモラルトリートメントの中心的な構成要素であった。たとえば，イングランドのハンウェル癲狂院の院長は，適切な就労が「しばしば患者の完治の手段になっている」と信じていた（Ellis, 1838, p.197）。そして，エリ・トッド（Eli Todd）は，1830年に，コネティカットのハートフォード・リトリートを去ろうとしているある患者の家族に，「何らかの定職に就く利点と必要性をどれほど力説しても足りません」と手紙に書いている（Braceland, 1975, p.684）。モラルトリートメントの擁護者たちは，今日の英国と米国の重い精神疾患患者の状態に心を痛めている。患者たちの多くは，日々の暮らしの中でやることがほとんどないか何もないかなのだ。たとえば，1994年にコロラドで実施された研究では，地域の半数の患者において，構造化された活動は毎日わずか1時間にも満たなかった（Warnerほか, 1994）。

　有用な社会的役割を欠いているため，精神疾患のある人々の多くは，理解しがたいほど無目的な人生に向き合うこととなる。実際，精神疾患の患者に「人生目的テスト（Purpose-in-Life Test）」を実施してみると，他のどのグループよりも低得点である（Robinson and Shaver, 1969）。北コロラドで精神疾患の地域治療を受けている人々に人生についてインタビューをした結果，男性患者の不満の主なものは，退屈と失業であった。両方とも精神疾患の

症状よりも深刻な問題であると思われた（Fromkin, 1985）。多くの専門家は，精神疾患患者に見られる薬物とアルコール乱用の高い罹患（第2章参照）は，部分的には多くの患者が空虚な人生を送っている結果だろうと推測している。著者とその同僚によるボールダーにおける精神疾患患者の薬物乱用の研究では（Warnerほか, 1994），毎日予定がないと答えた患者たちは，強度の薬物使用者であったが，彼らはその主要な理由として「退屈」をあげていた。

1. 働くことの恩恵

仕事は，自尊心を高め，精神疾患患者の社会的役割を定めるよりどころである。そして，以下の経済的，社会的所見は，働くことの有用性が統合失調症からの回復にとって重要だということを示唆している。

○統合失調症の予後は，発展途上国のほうがよい，特に自給自足農業で働くことができる農村地帯でそれは顕著である（世界保健機関, 1979; Jablenskyほか, 1992; Warner, 1994）。
○先進国では，統合失調症の予後は，失業率が低い上層階級でよりよい。しかし，途上国の統合失調症の予後は，自給自足の農業の一員として働いている下層の人のほうがよい（世界保健機関, 1979; Warner, 1994）。

統合失調症患者に関する臨床研究によれば，働くことは病気の予後を改善する。いくつかの研究によると，患者の病態水準の重さに関係なく，仕事を得て精神病院から退院する患者は，失業している患者よりも再入院の可能性が明らかに低い（L.Cohen, 1955; G.W. Brownほか, 1958; Freeman and Simmons, 1963; Fairweatherほか, 1969; Jacobsほか, 1992）。近年，援助付雇用（Supported

Employment）はいかなる，マイナス要因ももたらすことなく，患者にとって安定した仕事をするのに効果的であることがわかってきた。また，それは，精神症状の改善には必ずしもつながらないが，再入院の頻度を減らし，社会的機能を改善する（Bond ほか，1997; Bailey ほか，1998; Lysaker and Bell, 1995）。

　したがって，研究によれば，一般に仕事は必ずしも症状の改善につながるとは限らないが，統合失調症の社会的機能を改善する（Warner, 1994）。もっとも，研究によっては，統合失調症患者の仕事の影響について直接言及していて，仕事は症状を改善すると述べている。1990年代初期に，モリス・ベル（Morris Bell）と彼の同僚は，150人の統合失調症患者をコネティカット州の復員軍人医療センターで6カ月間仕事に就かせ，ランダムに無報酬か時給3.40ドルの報酬かに割り当てた。予想どおり，報酬が支払われた人たちはより多くの時間働いた。それに加えて，症状の改善がみられた。特に感情的な不安・幻覚・妄想といった陽性症状の改善がみられ，再入院の頻度が減った。働けば働くほど，患者たちの症状は改善した（Bell ほか，1996）。

2. 就労率

　仕事は統合失調症に好ましい影響があるように見えるが，その恩恵にあずかっている患者はそう多くはない。たとえば，米国では，重い精神疾患患者のうち，働いている者はわずか約15％にすぎない（Anthony ほか，1988; Consumer Health Sciences, 1997）。英国では，雇用されている者は13％にとどまっていて（Office of National Statistics, 1995），状況は類似している。失業というのは，専門家がしばしば統合失調症の自然な構成要素と考えるほど，多くの先進諸国に共通した現象である。しかし，若干の先進工業国では他の国に比べて統合失調症患者の就業率が非常に高い。これをみる

と失業という問題が個人や病気にあるのではなく、社会の側にあると言える。

たとえば、北イタリアでは、精神疾患のある人々の雇用は、米国よりもかなり多い。1994年にボローニャの公的な機関で治療を受けている人たちからランダムに抽出された統合失調症の人々では、そのほぼ半分が最初の3カ月を超えて継続雇用され、うち5分の1はフルタイム（週30時間以上）で継続雇用されていた（Warnerほか，1998）。同じ時期に、南ヴェローナでは、統合失調症患者の雇用はもっと多かった。ほぼ60％が雇用されていて、しかもフルタイム雇用は4分の1を超えていた（Warner and Ruggieri, 1997）。対照的に、精神疾患患者の雇用が米国の比率の2倍と見込まれているコロラド州ボールダーでは、同様に抽出された統合失調症患者のグループの数字はかなり低かった。雇用されているのは30％以下で、フルタイム雇用は8％だけだった（Warnerほか，1998）。

なぜ、二つの現代先進工業国の間に、そのような大きな違いがあるのだろうか？　答えは、異なる条件の下での就労への機会と障壁が異なることにある。まず、就労への機会として活用できる例を見てみよう。

3. 働く場

英国と米国では、精神疾患患者のための働く場としては、最も保護的なものから最も保護的でないものまで、次のとおりである。

○保護的作業所（Sheltered workshops）
この広く普及した戦後のモデルは、北ヨーロッパで発展したが、最近ではあまりにも施設化され、他のサービスから孤立しているとみなされている。これに反対の論を唱える人々は、もっとやりがいのある仕事ができるにもかかわらず、要求水準の低い環境がそれを

はばんでいると主張する。これに賛成する人々は，限られた機能しかもたない一部の人々には，保護された環境が唯一の可能な働く場なのだと指摘する。

○援助付雇用（Supported employment）

過渡的・継続的な援助付雇用は，競争的な職場環境の中に患者のために働く場を開発したアメリカ型の方法である。これらの仕事での患者に対するトレーニングとサポートは，ジョブコーチという就労関連スタッフによって提供される。

○一般雇用（Independent employment）

就労援助スタッフの援助の有無にかかわらず，精神疾患のある人々は，競争的な労働市場で仕事を見つける。

これらのうち，保護的作業所と一般雇用についてはほとんど説明を要しない。2番目の援助付雇用は，あまり知られてないため，より詳細な記述が必要である。

4. 援助付雇用

過渡的雇用プログラム（Transitional Employment Programs: TEP）は，もともとファウンテンハウス（ニューヨークのサイコソーシャル・クラブハウス）によって，1970年代に開発された。このモデルの下では，就労援助スタッフは，地域の会社または公的機関で仕事を見つける。患者は，ジョブコーチによって訓練されて，通常6カ月の間これらの仕事に配置される。その期間の終わりには，そこに別の患者が配置される。働く人は，雇われている間，ジョブコーチに必要に応じて支援を受け，定期的にジョブコーチとのサポート会議や夕食会に出席する。もし患者が，どんな理由であれ，継続して働くことができないときには，ジョブコーチはその日は他のクライエントを仕事に送り出すかジョブコーチ自身が仕事をする。し

たがって，雇用する側にとってはよい取引だ。ポジションは初心者向けであるものの，仕事の出来高はたいてい高く，労働力はずっと継続的に満たされるし，労働者のトレーニングは外部のサービスによってなされるからである。

過渡的雇用の背景には，精神疾患患者が，基本的な仕事の技能をまさしく「過渡的な」ポジションで学ぶという原則がある。それは，究極の目標（競争的市場での永続的な，サポートのない仕事）を達成するのを援助することになる。実際，過渡的雇用プログラムで働く人々は，一般雇用に移行する可能性が高い（Mosher and Burti, 1989）。しかし，統合失調症などの患者が変化に対して極端に弱いという理由で，過渡的雇用がこの人たちにとって理想的であると考えているわけではない。実際には，ファウンテンハウスが過渡的な雇用モデルを開発した主な理由の一つは，仕事を望むすべてのクライエントに対して十分な仕事を見つけてサポートすることが難しいと考えたからである。

ストレスに弱い精神疾患患者にもっと適しているのは，継続的な援助付雇用のモデルである。これは，もともとは発達障害の人々のために開発された。このモデルは本質的に過渡的雇用プログラムのアプローチと類似しているが，仕事は過渡的ではなく永続する。労働者がそのポジションに適応するに従って，就労援助を徐々に少なくしていく。そしてその分の援助を新しく仕事に就いた別のクライエントに振り向けることができる。これらの結果，援助付雇用が行われる働く場の数は，時間とともに増やし続けることができる。

援助付雇用には，いくつかの利点がある。仕事は，個々のクライエントのニーズに見合うようにデザインできる。たとえばジョブシェアリング[訳注1]は，社会保障制度によって働く意欲が低下していたり，フルタイムで働けば症状が悪化したりするのでパートタイムで働き

訳注1） 一人ぶんの職を複数の人でカバーする。

たい人のためにもなる。また，仕事は個々のクライエントの技能と好みにマッチさせて探すことができる。そして，継続的な雇用に移行した時から，昇進の階段を上っていくことができる。

　援助付雇用プログラムは，理想的には，クラブハウスによって運営されるのが望ましい。クラブハウス・モデルは，ニューヨークのファウンテンハウスで育ち，今や世界中の先進諸国に広まっているが，精神疾患患者（この環境では，もはや「患者」でなく「メンバー」である）がスタッフと協力して運営しているリハビリテーション・プログラムである。メンバーとして参加するかしないかは本人の自発性にゆだねられているが，臨床サービス部門は，クラブハウスの環境と切り離されている。クラブハウスを運営する仕事は，スタッフとメンバーの作業グループによって行われる。一つの作業グループはキッチンを経営し，メンバーのための食事を用意する。他の作業グループは毎週の会報を出し，事務の仕事を世話し，そして，庭がある所では園芸の仕事を引き受ける。かくして，クラブハウスはメンバーに次のような機会を提供することができる。

　○対人関係におけるエンパワメント
　○対人的ネットワークの拡大
　○生活環境の強化と栄養の改善（メンバーの多くは限られた料理用設備しかないシングルルームで孤立した生活を送りがちである）
　○いろいろな仕事の技能のトレーニング（たとえば，事務，コンピューター使用，食事サービスなど）
　○ジョブコーチによる作業能力の評価
　○職業紹介
　○コーチによる働いているときの支援，およびクラブハウスでの仲間との会合

　援助付雇用プロジェクトのマネージャーは，支援と理解の対象に

は，労働者だけでなく，雇用者も含まれると考えている。プログラムに関わる多くの雇用者にとっての利点は，恵まれない人々や地域社会に貢献しているとの感覚である。毎年，コロラド州ボールダーのクラブハウスと援助付雇用・プログラムは，労働者，雇用者およびジョブコーチが各々のグループの貢献を祝して，懇親会（地元の料理店主によって無料開催）を開いている。このようにして，精神保健サービスの関係者と経済界とは，どのようにしてお互いの利益につながる協力をすることができるかを知る。

さて，精神疾患患者のために英国と米国で行われている一連の就労援助サービスを改善することはできるだろうか？

提案その 9

ソーシャルファーム：当事者が働く企業

ソーシャルファームまたは当事者を雇用するビジネスは，ヨーロッパ各地では一般的だが米国ではほとんど知られていない。これは，仕事の機会の拡大のために今まで述べた方法に追加して，実行可能な選択肢である。ソーシャルファームは，競争的労働市場の困難さを基準にすると，その保護性は，保護的作業所と援助付雇用の中間に位置する。

精神疾患患者を雇用する労働者協同組合は，1970年代にイタリアで始められた。類似した企業体は，スイス，ドイツ，オランダ，アイルランドなどに広がっていった（Warner and Polak, 1995）。イタリア北東部のトリエステ，ポルデノーネとパルマノバで，各協同組合は，製造とサービス部門に精神障害をもつ人も健康な労働者も従業員として雇用している。トリエ

ステには，ホテル，喫茶店，レストラン，輸送事業，建物改築会社と家具工房などの事業所がある。ポルデノーネの近くには，大規模な清掃事業，公共電話の集金，公園遊具の製造，ナーシングホームの助手，障害者のホームヘルプ，園芸の種苗場などを行う事業所がある。パルマノバで，1998年までに，11の旅行者用ホテルが共同住宅に変えられた。そして，当事者の何人かが従業員として賃貸料なしで住んでいる。ジュネーブの協同ベンチャー企業には，出版社，集合住宅，喫茶店などがある。

　規模の大小があるが，これらの企業は地域の企業と競い合いながらも成功をおさめている。たとえば，契約は競争入札によって獲得されている。ポルデノーネでは，仕事のおよそ90%が病院，学校，郵便局，消防署のような公共の機関と契約されたものである。トリエステでは，契約の仕事のおよそ60%が，メンタルヘルスサービスを含む公共機関のものである。しかし，ジュネーブでは，公的機関に頼らず，すべて地元の地域社会と契約されたものである。

　協同組合は，さまざまな額の公的助成金を活用している。トリエステの協同組合では，1994年に，助成金は（メンタルヘルスサービスによる直接の資金援助，場所の寄付，スタッフの時間という形式のものであるが），総予算のおよそ20%に達した。一方，ポルデノーネではわずか1%であった。

　北イタリアでは，事業所は大規模な共同事業体にまとめあげられ，たくさんの重い精神障害のあるクライエントが雇用されている。1994年に，トリエステ共同事業体の生産は合計500万ドルに達し，ポルデノーネでは710万ドルに達した。各共同事業体において，常用労働者の約半数は，精神疾患または何らかの障害があるが，標準のフルタイムの賃金を稼いでいる。患者の中には，訓練生としてパートタイムの仕事をしつつ障害年金を受け取る人もいる。米国の大部分の精神疾患のある人々の

> ためのプログラムと違って，協同組合の宣伝は行きわたってお
> り，地域社会に広く知られている。かくして，これらの事業所
> の規模と社会に与える影響の大きさは，通常の就労支援プログ
> ラムのスケールを越えている。

5. 北アメリカとイギリス諸島のソーシャルファーム

　北アメリカとイギリス諸島の精神保健機関は，大陸ヨーロッパの
モデルに類似した非営利的な当事者雇用企業を広めることができる
だろうか？　成功例がいくつかある。ニューハンプシャー州キーン
のマナドノック・ファミリー・サービス（Monadnock Family
Services）は，家を買い修繕して売ることから始め，当事者が所有
し管理する協同組合を作った（Boyles, 1988）。現在は庭園用家具
を造る仕事に切り替えている（Silvestri, 1997）。ワシントン州の
アジア系アメリカ人のメンタルヘルスクリニックは，1995年に当事
者が経営するエスプレッソ店を設立し成功している（Kakutani,
1998）。カナダのトロントの精神疾患患者のための職業プログラム
は，実質的にすべてソーシャルファームのような社会的企業モデル
に転換された。

　ここで行われている職業プログラムの一つは，当事者が経営する
宅配ビジネスで，A–Way Expressと呼ばれ，全市にまたがって営
業している。従業員は精神疾患のある人々で，公共輸送機関を利用
し，無線機を使って事務所と連絡を取り合いながら街中の荷物をピッ
クアップし配達している（Creegan, 1995）。アイルランドのダブリ
ンでは，ソーシャルファームが，レストラン，軽食堂，羊毛品店，
家具店を運営している。

　このようなベンチャー企業が，北アメリカとイギリス諸島の経済
状況の下では可能なようだ。しかし，まだ，あまり発展しておらず，

潜在的なユーザーのごくわずかの人にしか仕事を提供できていない。

　この企業活動をどのように広げられるだろうか？　当事者を雇用する企業が一般市場で競争していける力をつけるために，精神保健機関と他の公共の組織との契約を増やしていくことは可能だ。たとえば，ニューヨーク州の公共機関は，可能なときはいつでも，精神保健機関の当事者雇用プログラムから新しい器材を購入するように州の金融法によって義務づけられている（Surlesほか, 1992）。

　精神保健センターは，外部の企業と現在契約しているサービス（たとえば宅配サービスまたは秘書的な仕事）を当事者企業に移すことができる。ボールダー郡精神保健センターでは，この機関の多数の建物の修理とメンテナンスの契約先を替えることによって，新しい当事者雇用ベンチャー企業を作り出した。当事者企業は利益をあげ（しかし当事者を雇用するもう一つのビジネス，エスプレッソコーヒー屋台の損失を穴埋めしているが），一方でセンターの資金を節約している。他の当事者は，記録業務の事務員として，面接調査員や，就労支援あるいは住居ケアのスタッフとして，またメンタルヘルスワーカーとしてセンターに雇われている。

結　論

　ヨーロッパ各地，特にイタリアに見られる，精神疾患のある人の仕事の機会を拡大するために障害のある人とない人とが一緒になって働くこのような企業を増やすことは，英国と北アメリカでも可能かもしれない。特に，精神医学的な治療やサービスを提供する精神保健機関の建物や業務を当事者の就労の場として利用するならば，彼らの雇用の機会はもっと拡大するであろう。

　理想的な職業リハビリテーション・システムとは，最も保護的なものから最も自立したものまで，多様なレベルの労働条件を提供する必要がある。ソーシャルファームが保護と支援を提供するレベル

は，保護的作業所と継続的援助付雇用の中間に位置する。結果として，ソーシャルファームはさまざまな障害のレベルにある人たちに対して就労の機会をふやし，働きたいと考えるすべての人々の障害のレベルに応じた仕事を提供する手助けとなる。そして，仕事の継続と働く喜びとによって，患者が社会の主流から排除されず，人として当たり前に生きる社会を作ることになる。

第9章　就労を妨げる制度的な罠

　誰でもそうするように，精神障害のある人々も，いちばん望ましい収入を得ようといろいろな点を比較検討し，三つの矛盾した要因を比較して仕事を決めている。それは，①経済的な見返り，②それに必要なストレスと労力，そして，③仕事に由来する満足感，である。仕事がもたらす満足は，仕事と個人的な価値観とによる。精神疾患があるということは，ストレスが幻覚または他の症状を悪化させることがあるので，働くことは大きな問題でもある。働いて収入を得ることによって障害年金と健康保険（米国の場合）を失いかねないというリスクもあり，収入の問題は無視できない。

　精神科医ポール・ポラックと著者（Polak and Warner, 1996）は，コロラド州ボールダーに住み長期にわたって精神疾患をわずらっている人々から，収入と支出に関する詳細な情報を得た。その結果，失業と就労との収入の違いは，患者にとって働くことの経済的な誘因にはさほどなっていないことがわかった。パートタイムで働いた患者の現金収入とそれ以外の収入を合わせた総収入は，失業中の被験者よりもわずかに多いだけだった。これは主として，患者が働いて収入を得ると，彼らの多くは障害年金を失い（たとえば補足的所得保障の場合，1ドルの収入を得ると50セント），また，助成金の一部を失うためである（1ドルの収入につき25セント）。平均的なパートタイマーにとってこれらの損失は，経済学者は「暗黙の税金」と呼んでいるが，勤労所得の64％に達した。フルタイム労働者には，所得の23％しか「暗黙の税金」がないため状況は悪くない。しかし，パートタイムの仕事はフルタイムの仕事よりも経済的な損

失が大きいため，ほとんどの患者たちはパートタイム雇用を経てフルタイム雇用にたどり着けなかった。

　患者たちは，このように就労を妨げる経済的罠の問題をどのように解決してるのか？　ポール・ポラックと著者の研究では（Polak and Warner, 1996），患者は経済学者が「分岐点賃金」（reservation wage）訳注1)として知られている（Berndt, 1991）最小限の所得レベルを知っていた。そしてこの金額を基準に仕事を選んでいた。調査したクライエントの4分の3以上の人たちが最低賃金の仕事（当時時給4.25ドル）に就こうとしなかったが，80％の人たちは時給6ドルならば働こうとしていた。したがって，精神障害をもつ人々が働いて収入を増やすためには，最低賃金以上の仕事を見つける必要がある。

　英国で，働く意欲を減退させる要因は，米国よりも悪い。英国の障害者は，1週にわずか15ポンド（25ドル），または「治療的に十分な」所得と考えられる45ポンド（75ドル）を得るならば，彼らの利益のすべてを失う。1992年に導入された障害労働手当は，この障壁を減らすようになっていたが，もう一つの問題，すなわち収入の増加に伴う住宅手当の損失は，障害労働手当の就労促進的な効果をすっかり台無しにしている（1999年10月に，障害労働手当は障害者税額控除と取り替えられたが，この変化による利益は取るに足りない）。障害年金，住宅助成金と無料の処方箋を含む完全給付パッケージは，1年あたり約13,000ポンド（22,000ドル）で，しかも非課税である。しかしフルタイムの最賃の仕事が課税されると所得は1年あたり9,000ポンド（15,000ドル）でしかない。これでは精神障害者にとって，パートタイムにせよフルタイムにせよ仕事をしようという気にならない。

　イタリアでは通常働いている間も障害給付を受けられるので，働

　訳注1）　就労するか福祉手当をもらう方がよいかの分かれ目となる収入額。

第 9 章　就労を妨げる制度的な罠　**109**

くことによって仕事の意欲がそがれることは米国や英国よりも一般に少ない。（実際には，年金規則の施行方法に相当な違いがあるようなので，これは地域によって大いに異なる。）ギリシャでは，仕事への意欲を減退させる要因は別の理由によって厳しくない。なぜならば障害年金があまりにも安いので，働くことはよりよい選択肢なのである。ギリシャの障害年金は 1 カ月 120 ドル（70 ポンド）より少なく，最低賃金の仕事はその 4 倍の額に達する。

　社会政策をどのように革新すれば精神疾患のある人々の雇用を増やすことができるのだろうか？　計量経済学の労働─供給モデル（labor-supply models）[訳注2] (Burtless and Hausman, 1978; Moffit, 1990) は，精神障害のある人々における障害年金政策をどのように変えればよいか予測するのに使える。このモデルを使うには，仕事と収入に関するデータを収集する必要がある。それは「予算制約式（budget constraint）」に定義された各々の要因の実例を十分な数で示したサンプルでなければならない[訳注3]。そこで，計量経済学者スーザン・アベレットと著者（Averett ほか，1999）は，コロラド州ボールダーで精神保健センターで治療を受けている患者たちをランダムに抽出して 200 人以上から経済的な情報を収集した。

　この分析から得られた調査結果のうちで最も突出していたのは，不労所得が働くことへの，また仕事時間を増やすことへの意欲を大いに減退させるものであったということだ。そしてまた賃金助成金の支給が労働時間を増やす最も効果的な方法のうちの一つであったということである。このモデルにおいて，1 時間あたり 2 ドルの賃金助成金を支給した結果，毎週の労働時間は 5 ％以上増えた。それに加えて，「所得無視額（earnings disregard）」（働き始めの労

訳注 2）　年金，雇用形態，賃金その他の要因による人の就労行動の変化を計量的に把握する方法論。
訳注 3）　予算制約式とは複数の消費財を定まった予算内で購入する際のさまざまのパターンをさす。

者が収入認定を受けて補足的所得保障（SSI）を減らされる前に稼ぐことができるお金の量）を増やすことは，有益だった。現在の65ドルから1,000ドルへの範囲内で所得無視額を増やした結果，労働時間が11％増えた。対照的に，仕事の時間と勤労所得を増やすにつれて，年金を減らす率を下げる（すなわち，収入に対する暗黙の税金を減らす）という補足的所得保障の規則の変更によって，驚くべきことに，労働時間を増やす効果はみられなかった。

　これらの発見は，二つの可能な社会政策の変更の可能性を示している。それは，①障害年金が減らされる前に収入認定されない勤労所得の額の上限を増やすこと，そして，②賃金助成金を支給すること，である。

提案その10

障害年金制度の改善

　英国と米国の障害年金の制度は，働くことにより年金が減らされる前に許容される勤労所得の上限を増やすべきだ。

　米国では，カットされず承認される勤労所得水準は，障害者所得保障（SSDI）の下では1カ月700ドルから，また，補足的所得保障（SSI）の下では65ドルから，1カ月1,000ドル以上に増やされるべきである。1999年7月1日，障害者所得保障（SSDI）の下の所得無視額は，1カ月，500ドルから700ドルまで増やされた。これはまだ精神疾患患者や他の障害をもった人々を視覚障害の人々（1990年以降，所得無視額が月あたり1,000ドルを超えている）（Arnold, 1998）の水準にまでは上げなかったが，この変化は多くの障害をもった人々が働く時間と

収入を増やすことにつながった。所得無視の増加の効果により，障害者所得保障（SSDI）を受給している統合失調症患者が，最低賃金で週30時間以上働き，障害者所得保障（SSDI）年金を保持し，したがって，月に1,200ドル以上の月収を得ることが認められた。しかし残念なことに，障害者所得保障（SSI）の削減率が急激であるため，最低賃金の仕事の収入の70%を稼ぐだけで補足的所得保障（SSI）のカット（最初の65ドルの後には1ドル得るごとに50セントを失う）が始まる統合失調症患者を置き去りにしている。統合失調症のある米国人は，補足的所得保障（SSI）と障害者所得保障（SSDI）を受け取り，しかも年金を失う前に1カ月1,000ドルを稼ぐのを認めるように障害年金法規が改正されれば大きな利益を得る。これは，障害手当を受けている誰もが，トータルで1カ月1,300ドル以上の収入のために，最低賃金のフルタイムの仕事に就くことを認める。言い換えると，障害のある米国人は，途中で福祉の罠によって就労意欲を減退させられることなく，公認の貧困水準[訳注4]以下から，ほとんどその2倍のレベルまで収入を上げることができるだろう。

1999年の「年金を受給する障害者の就労を促進する法律」（The Work Incentives Improvement Act of 1999）は，補足的所得保障（SSI）または障害者所得保障（SSDI）を受けている人々が仕事に就いても，彼らの健康保険を失うことのリスクを回避するとしている。ただし，この法案は，そのような人々がメディケイド（低所得者医療扶助制度）またはメディケア（老人医療健康保険制度）の政府健康保険に加入し続けるのを認めるが，仕事への復帰で失われる現金給付の問題には言及していない。

しかし，国は，どのように上記した障害年金施策に基づいて，

訳注4） 生活に必要な最低限の収入レベル。

包括的な政策変更を行うことができるだろうか？　もし私たちの提案どおりであれば，おそらくより多くの人々が年金を受けるのをやめ，仕事に復帰することができるだろう。1998年には，1,030万人にのぼる米国人が，総計660億ドルのSSIまたは障害者所得保障（SSDI）を受給した。米国社会保障局は，米国で年金を受給する障害者の仕事をすることによる不利益があまりに厳しいので，0.5％未満の障害者所得保障（SSDI）受給者と1％以下の補足的所得保障（SSI）受給者しか，これまでに就労していないと報告している。したがって，大きな節約につながる改良の余地があるのは明らかだ。これらは，主に障害所得を受けている人々からくる。彼らは，少しでも高い所得を稼ごうとする能力をもっているので，短期的な就労意欲を減退させる制度によって抑制されないならば，1カ月1,000ドル以上を稼ぎ（すなわち，1時間6.25ドルまたはそれ以上のレートで働き），最終的にはフルタイム労働に定着し，障害年金を打ち切るだろう。

　英国では，最近の政策転換により，障害年金を受けないで1年間働いても，年金の権利が終了されないことになった。しかし，このような動きも，低賃金労働者と年金受給者の総収入の矛盾を是正するにはほとんど何の足しにもならない。1週15ポンドの就労当初の所得無視額は，1988年から増加しなかった。ただし，インフレーションのために調節されて，この額は，2000年には，1週28ポンドまたは1カ月112ポンド（180ドル）を上回るようになった。インフレーションに追いつくためのこのような所得無視の増加さえ，就労意欲の減退を食い止めることにはならないだろう。しかし，所得無視の金額を週150ポンドまたは月600ポンド（1,000ドル）へ増加させるならば，働く意欲をかなり高める誘因となる。

　就労意欲の減退が食い止められるならば，働く患者の数が増

え，働く時間が長くなる。かくして，各人の生活の中に目的が生まれ，無目的感，疎外感，そしてたぶん気晴らしのための薬物乱用（第2章参照）も減るだろう。個人所得を増やすことによって，この提案は貧困を軽減し，生活状況を改善し，住居の安定性を増し，イタリアの場合のように，より多くの人々が安定した結婚生活を営めるようになる（第5章参照）。

提案その11

賃金の補助

　重い障害のある精神疾患患者への賃金助成金を支給するならば，最低賃金（現在米国で時給 5.15 ドル）[訳注5]より上に，勤労所得を引き上げることができるであろう。その財源はどこにあるだろうか？　ある働きかけは，年金の一部を賃金助成金に流用させるために政府の年金規則を撤回させた。さらに雇用者は，労働者の生産性と支払いとの差を還付されるべきである。米国労働局は，すでにこの差を判断するのに用いられるタイム・スタディのプロセスを確立した（Roberts and Ward, 1987）。

　条件さえ整えられれば，治療サービスのために使われている資金を賃金助成金に振り替えることができる。米国では，精神科治療のための政府資金の多くが，人頭割診療報酬[訳注6]またはマネージドケアの資金に変換されている。したがって，治療の

訳注5）　2009年7月24日までに3段階で，7.25ドルまで引き上げられることが2007年に決まった。
訳注6）　メディケイドにおいて，主にプライマリーケア医師に対して登録患者数に見合って支払われる額。

ための資金を賃金助成金に使うことは合理的なことであるかもしれない。人頭割の資金を提供された医療機関は、就労によるコストの低下から生じた余剰金を内部留保し、たとえば、その余剰金を地域における治療費にあてることができる。もし雇用の増加が病気の安定性を改善し、治療コストを下げるとわかれば、人頭割の資金を提供された医療機関は、賃金助成金をその最も重い障害をもった患者に提供することも可能な選択肢となる。

　患者が働くことによって治療コストが下がる可能性はあるのだろうか？　ポール・ポラックと著者が実施した研究では（Polak and Warner, 1996）、精神科治療のコストは、パートタイムで働いている者と比較して、失業中の患者は2倍に達していた。これには、多くの説明のしかたがある。①失業中の患者は、より重い障害があり、より綿密な見守りを必要とする。②働いている患者は、仕事をすることによって症状もよくなり治療の必要性も少ない。あるいは、③働いているため、治療にかける時間が少ない。これらのうち、①は明白である。ボールダーでは、失業中の患者の外来治療費は、非常に高い（およそ1カ月2,000ドル）。したがって、これらのクライエントがフルタイム労働者の半分の時間働き、その賃金の補足をするとしたら、その費用は、治療コストのちょうど10％引き下げの額に相当する。

　このような治療費の縮小は、単に、新しく雇用されたクライエントが週半分働き、治療コストを少なくするだけで可能と思われる。たとえば、いくつかの研究によれば、デイケアプログラムに費やされる時間は、援助付雇用・プログラム（Baileyほか, 1998）、あるいは就労援助に関する他のプログラムに移る患者においては、かなり減少する（Kirsznerほか, 1991; McFarlaneほか, 1992; Meiselほか, 1993）。それにもまして、

患者が生産的な役割に就くことは，自尊心を強化することができ，十分に疎外を減らすことができるであろうから，患者の病的な経過は改善されるだろう。

上に述べたように，多くの研究が，仕事は入院の減少と関係していることを示唆している。しかし，コストの問題に直接言及している調査は少ない。著者とその同僚がボールダーで実施した研究では，リハビリテーションを指向するクラブハウスのメンバーとして登録された患者の集団では，治療コストが2年にわたって次第に下落した。一方，非クラブハウス・メンバーの集団では一定のままだった。クラブハウス・メンバーの治療コストの削減は，仕事に就いている人々に限られていた。それは，医療費の節約は働くことの結果であることを示している（Warnerほか, 1999）。

同じような，シカゴにある有名なサイコソーシャル・クラブハウスのスレショールズ（Thresholds）は，職業リハビリテーションプログラムを強調しているが，ここに入所したクライエントの治療コストは，職業リハビリテーションプログラムのないソーシャルクラブの患者の治療コストの4分の3以下だった（Bond, 1984）。もう一つの研究では，短期間に援助付雇用に進むためのプログラムのためにランダムに選ばれたクライエントの治療費は，段階的なプログラムに置かれた同じようなクライエントの治療費の4分の3以下だった。すなわち，集中的な就労プログラムの上昇コストを相殺して余りあるだけ，メンタルヘルスケアのコストが減少していたからであった（Bondほか, 1995）。

他方，患者が援助付雇用プログラムに登録する前の年度と後の年度の治療コストを比較した研究によれば，コストがプログラムへの移行後わずかに上がっていた。しかしながら，この研究は就労プログラム登録後の2年目の年のコストを報告してい

ない。2年目に,最も大きいコスト利益が実現したかもしれない (Rogers, 1995)。就労プログラムに転換した二つのデイケアセンターを比較した同じような研究によると(センターのうちの一つは,サービスを変えて援助付雇用の職業紹介を行うようにして,劇的にクライアントの就職率を上げた),どちらのプログラムでも転換後の最初の年に,治療コストがわずかに減少した。つまり,就労あっせん自体は経費を節約したわけではないが,少なくとも患者たちはコストの増大なしで就職できる可能性を示している。これも,転換後の2年目の情報に触れていない (Drake ほか, 1994)。

　全体として,精神疾患患者が働くことにより確かに経費は節約されるが,いつもそうだとは限らない。賃金助成金制度を実現して,その潜在的な費用便益を達成するために,長期間にわたって慎重に費用を追跡し,治療にかかる費用が軽減されるような方法で,プログラムを組み立てることが重要であろう。

結　論

　英国と米国における統合失調症患者の雇用は,障害年金制度のために必要以上に低く抑えられている。障害年金が減らされる前に稼ぐことができる勤労所得の額が増やされるように年金制度が変えられるならば,あるいは,労働時間に応じて賃金が増えるように賃金助成金を支給するならば,より多くの患者が雇用され,そして,1週あたりの勤務時間はより長くなるだろう。賃金助成金が雇用を増やし,重い精神疾患をもつ人々の治療コストを減少させるかどうか,そして,治療コストを節約した分から賃金助成金を供給できるかどうかを明らかにするには,さらなる調査が必要である。

第10章　スティグマ

はじめに

　私は統合失調症という診断を受けて，しばしば深い罪の意識におそわれました……私は病院がいかに人間性を奪い，恥をかかせるものであることか，これっぽっちも知りませんでした……私は人としての権利の一部を失ってしまったと感じました……そして一部の人にとっては，私は永久に人間以下の生きものなんだわ……精神保健の専門家は，しょっちゅうこんな風に扱ったのよ……私のラベルのせいで，まるで私がよそ者かエイリアンでもあるかのように区別して。」

（統合失調症をもつ米国の女性）
(Anonymous, 1977, p.4)

　1950年代から1960年代にかけて地域精神医学への関心の高まりで，工業化された社会の注目は，精神疾患のスティグマの問題に集中した。スター (Star, 1955) は，精神症状のある人々を表現している情景を使って，1950年に米国社会の市民を対象とした全国的調査を実施した。その結果，精神疾患患者に対する一般市民の反応が否定的で情報不足であることを発見した。カミング夫妻 (Cumming and Cumming, 1957) は，1951年に同じ方法を使用して，カナダのサスカチュワン州の地方の町の居住者（ブラックフット族と呼ばれている先住民）の中に類似した傾向を見出した。その否定的な態度は6カ月の教育的キャンペーンの後にも変わらなかっ

た。ナナリー（Nunally, 1961）は，1950年代のイリノイ州のシャンペン-アーバナ地区の居住者の調査に基づいて，精神疾患患者が一般大衆には「恐怖，不信，嫌悪」で見られていると結論づけた。そして「年をとった人も若い人も，高い教育を受けた人もほとんど正規の教育を受けていない人も，みんな精神疾患患者を比較的，危険で，汚くて，予測できなくて価値がないようにみなす傾向がある」と報告した。要するに，彼らは「何もかもが悪い」と考えられていた（p.46）。

ちょうどその頃から，多くの少数派に対する差別は減少し，「犬，ユダヤ人，有色人種立ち入り禁止」という米国のプールの看板はなくなった。しかし，精神疾患のある人々に対する偏見は依然として続いている。精神疾患に伴う高いレベルのスティグマがはたして減少したかどうかに関して，その調査には論争があった。1960年代の研究者の多くが，精神疾患患者に対する市民の寛容性が高まったと結論した（Lemkau and Crocetti 1962; Meyer, 1964; Bentz ほか, 1971）。そして，1970年代後半に，クッカーハム（Cockerham, 1981）はナナリーの最初の調査の20年後に再びシャンペン-アーバナの精神疾患患者に対する市民の態度を分析し，いくらか寛容になっていることを見出した。ラブキン（Rabkin, 1980）は，態度は改善したものの，その後プラトーに至ったと1980年に論じている。しかしながら，他の研究者は，1960年代と1970年代の間で，市民のメンタルヘルスへの態度に改善が見出せなかった（Olmsted and Durham, 1976）。サスカチュワンのブラックフット族における精神疾患患者に対する市民の寛容度についての第2次調査は，カミング夫妻の最初の研究の23年後のことだが，実質的に，何も変化が起こっていなかったことを明らかにした（D'Arcy and Brockman, 1976）。

1993年に，英国の二つの地域で実施された市民を対象とした調査は，スターの1950年の米国の研究のように，知らない人を精神疾

患があると見なすという似たような誤りが認められた。同時にこの報告の著者たちは，言葉のもつ否定的な連想が原因で，他人に精神疾患患者のレッテルを貼るのを渋ることもあったと述べている（Hall ほか, 1993）。同じ研究によれば，市民の精神疾患患者への寛容ぶりは，典型的な地域精神医学プログラムが10年にわたって展開された地区では，そのようなサービスがなかった地区と比べて，ほんのわずかによいだけだった（Hall ほか, 1993; Brockington ほか, 1993）。実際，英国のある研究では，ある種の差別は1990年代に増加した（Sayce, 1998）。

　精神科治療や，精神障害をもつ人たちの地域社会への統合に向けたより肯定的な態度が，イングランド，スコットランドおよびウェールズにおいて実施された1997年の調査に記録されている（Market and Opinion Research International, 1997）。そこには，大部分の回答者が統合失調症は治療可能なものであると感じており，その治療は地域の中で行われるべきこと，そして障害のある人の隣で働きたいと考えていることが示されている。しかしながら，息子や娘を病気のある人と結婚させたいと思っている人は，非常に少なかった。

　依然として誤解は多いままである。英国で，1990年代中頃の調査回答者の50％が，公共の建物に火をつけるのは「おそらく」精神疾患の結果である可能性が高いと信じていた（O'Grady, 1996）。

　そして，米国の調査によると，93％の人々が薬とアルコール乱用を批判する一方，58％の人々は「規律のなさ」が統合失調症の原因だとしていた（Borenstein, 1992）。まるで精神疾患のある人々は，AIDS患者や肥満体やその他のスティグマをもつグループよりも，自らの状態に対して自己責任があるものとみなされているようだ（Weiner ほか, 1988）。オーストリアのジャーナリストの間では，薬物治療が統合失調症に対して効果的であると信じていた人は，サンプルのわずか7％だけだった（Schony, 1999）。また，マドリードの一般市民のうち，統合失調症患者が声（幻聴）を聞くことがあ

ると知っていたのは，一般人口のわずか4％の人たちだけだった（Lopez-Ibor, 1999）。マドリードの一般市民の60％は統合失調症患者は人格が分裂していると信じている（Lopez-Ibor, 1999）。しかし，この神話を，オーストリアの「精神科医」の22％が真実であると考えているのだ（Schony, 1999）。病気についての無知は，もっと知りたいと思うことを意味しない。オーストリアの一般市民の87％は，統合失調症について何か新しく学びたいとは思っていない（Schony, 1999）。患者をもつ家族は，一般市民より情報に通じていない場合が多い。マドリードの半分以上の家族が，統合失調症の患者たちは，学習すべきではなく，運転すべきでもなく，子どもをもつべきでもないと信じていた（Lopez-Ibor, 1999）。

世界精神医学会（WPA）の「統合失調症に対するスティグマおよび差別と闘う世界的プログラム」（この章の後半に記載）は，次のように，広範囲にわたる統合失調症についての誤解をあげている。

○誰も統合失調症から回復しない。
○統合失調症は，治療不能の病気である。
○統合失調症患者は，いつも凶暴か危険である。
○統合失調症患者は，他者を狂気に感染させる可能性がある。
○統合失調症患者は，怠惰で頼みにならない。
○統合失調症は，故意の意志薄弱の結果である。
○統合失調症患者が言うことは，すべてナンセンスである。
○統合失調症をもつ人々は，彼ら自身の人生について合理的な決定をすることがまったくできない。
○統合失調症患者は，何をしでかすかわからない。
○統合失調症患者は，働くことができない。
○統合失調症は，両親に責任がある。

1. メディア・イメージ

　テレビや新聞によると，ジャーナリストはいつも私の病気をまるで犯罪かのように言う。

（統合失調症をもつカナダの男性）
（Closer Look Creative, 1999）

　メディアの精神疾患患者の表現は，第二次世界大戦以来ほとんど改善されていない。1970年代後期と1980年代初期に，米国のメディアは，精神疾患のある人々について人騒がせなイメージをいまだに放映していた（Steadman and Cocozza, 1978）。TVドラマは，精神疾患患者をたいがいの場合暴力的か殺人でもしかねないふうに表現した（Gerbnerほか, 1981）。精神疾患患者はしばしば，うつろな表情をしていたり，しかめっ面をしたり，くすくす笑ったり，怒鳴ったりしているような奇怪なものとして表されていた。アカデミーを受賞した映画『カッコウの巣の上で』が1975年にオレゴン州の病院で作られたとき，プロデューサーたちは端役の俳優に実際の入院患者を使おうとした。しかし，彼らはそのアイデアをとりやめた。なぜなら，本当の患者は，大衆の精神疾患患者のイメージにマッチするほど奇妙には見えなかったからである（Wahl, 1995）。

　1983年の米国メディアの調査によると（Shain and Phillips, 1991），ナナリーが1961年に見出したのと同様の，精神疾患についての誤解があった。その後，米国議会に対するロビー活動グループ（精神疾患患者のための国民同盟）は影響力を増し，メディアによる報道の問題に立ち向かった。そして，1988年には，新聞報道はいくらか改善された。報道の焦点は，犯罪にではなく，病気と治療の原因により多く移された。しかし，精神疾患の危険性はまだまだ有力な焦点であった（Shain and Phillips, 1991）。英国のニュース

報道についての1993年の調査で，精神疾患患者がたいていは暴力的な犯人，すなわち殺人者，強姦者，そして最善の場合でも，おかしい人として，否定的に描写されることが明らかとなった（Barens, 1993）。精神疾患の英国のメディア報道についての1994年の研究によると，暴力の報道が好意的な報道を4対1の割合で上回っていた（Philo, 1994）。タブロイド新聞によるデマは，今後もなくならないだろう。最近の英国の同新聞見出しには，「病院の不手際で異常性欲の獣を解き放した」と喧伝するものがあった（Wolff, 1997, p.149）。また，ナショナルヘルスサービスを中傷して「患者を野放しにし，殺人，強姦へ」というものがあった（Wolff, 1997, p.149）。

2. 偏見，差別，そしてスティグマ

もし私が統合失調症だと告白すると，仕事に就けないんです。もし言わないで後で病気になったなら，解雇されてしまうんです。

（統合失調症のあるドイツの女性）
（Closer Look Creative, 1999）

精神疾患のある人々には，偏見，差別とスティグマがついて回る。精神疾患患者の地位は，前科者や発達障害者のそれよりも低いことが示された（Tringo, 1970）。初期の米国の調査によれば，5年間にわたる普通の生活と激しい労働の後でさえ，元精神疾患患者は前科者より受け入れがたいものと評価されていた（Lamy, 1966）。「狂人」というよく知られた用語を烙印されることにより，精神疾患患者は住宅の確保と就労に際して差別に遭う（Miller and Dawson, 1965, Wolff, 1997）。そして，彼らが危険だという恐れがふりまかれる（Monahan and Arnold, 1996）。精神疾患というレッテルは，住居を見つけることをより困難にする（Page, 1977）。最

近の米国の研究によれば，家主の 40％が申込者が精神疾患患者であると知るやいなやすぐに拒絶する（Alisky and Iczkowski, 1990）。

　他の研究者によると，仕事探しにおいても精神疾患というレッテルは類似した影響を及ぼす（Farina and Felner, 1973）。ギリシャでの精神疾患についての市民の態度と知識は近年において向上したが（Madianos ほか，印刷中），差別のレベルは依然として高い。ギリシャの一般市民の 42％は精神疾患のある人を雇用することを拒否し（90％以上が身体障害者を雇用するのだが），36％は近くに精神疾患患者のためのサービスのある所には住もうとしない（Parashos, 1998）。

　市民は，たとえ患者のためのグループホームが地域に悪い影響を与えると示されなかったとしても，近所から精神疾患患者の治療施設と居住施設を排除するために闘う（Boydall ほか，1989）。米国市民に関する最近の調査によると（Robert Wood Johnson Foundation, 1990），「自分の家の側はだめ」現象が，精神疾患のある人々の地域社会統合に対する広範囲にわたる障壁となっている。英国の主要な精神保健サービス団体の 3 分の 2 以上が，「自分の家の側はだめ」キャンペーンに直面していると報告している。ほとんどの人は，これらが 1990 年代に増加したと考えていて，コミュニティの反対のために少なくとも一つの施設の開設が遅れたと報告した（Repper ほか，1997）。英国のもう一つの研究によると，調査された精神疾患患者の半分が一般的な医療において治療上の差別を受けたと報告した。また，同じような数の精神疾患患者が地域社会で言葉による嫌がらせや身体的な嫌がらせを受けたと報告した（Read and Baker, 1996）。71 歳の男性は「街のいろんな不良たちが，私を『気違い』と呼んで，つばを吐くんだ」と言った（Read and Baker, 1996, p.10）。

　精神疾患患者のためのサービス機関も，団体や精神保健の専門家自身が腐敗し，ときどき一般大衆と似たような態度を抱く。彼らは，

「**もっと**」拒否的かもしれない。ある研究では，精神病院スタッフは，入院している患者が偶然に紛失した，密封されていて切手も貼られている手紙に対して，一般市民よりもかなりおざなりであるように思われた（Page, 1980）。

　　私はとても孤独で，恥ずかしいんです。

（統合失調症をもつ米国の女性）

（Closer Look Creative, 1999）

　患者自身は，しばしば彼ら自身の状態について世間の先入観を受け入れる。アイルランドの田舎の若い患者は，「"マッドハウス"で時間を費やすことは，処女性の喪失に似た，宗教上の永遠の犯罪」だと言う（Scheper-Hughes, 1979）。多くの研究によると，患者たちの精神疾患についての意見は，一般大衆と同じくらい否定的なものである可能性がある（Giovannoni and Ullman, 1963; Manis ほか, 1963; Crumpton ほか, 1967; Kennard, 1974）。実際，若干のレポートによれば，家族や病院スタッフよりも，精神疾患のある人々自身の**ほうが**精神疾患患者を拒絶する（Bentinck, 1967; Swanson and Spitzer, 1970）。しかし，別の研究では，彼らは，自分自身については世間で空想するイメージの精神疾患患者よりも否定的でない（Quadagno and Antonio, 1975; Weinstein, 1983）。精神疾患患者の精神疾患に対するスティグマの認識は，悲しみ，不安，混乱した考え，限られた対人的ネットワーク，それに人生への低い満足感と関係している（Link ほか, 1987; Markowitz, 1998）。精神疾患の治療が症状改善につながるのに対して，スティグマの副作用は被害をもたらし続けるのだ（Link ほか, 1997）。

3. スティグマを和らげる要因

　何らかの個人的要因が，スティグマを和らげ，精神疾患患者に対する寛容度を改善することが知られている。より若い人々，より教育のある人々は，たいがいより寛容である（Brockington ほか，1993; Wolff, 1997; Rabkin, 1980）。精神疾患を病む誰かと以前に接触したことのある人の場合は，患者の生活状況を知っているために，スティグマと危険性への恐れが少ない（Penn ほか，1994）。精神疾患患者を暴力的だと思わない人々は，誰に対しても比較的寛容である（Link ほか，1987; Penn ほか，1994; Penn and Martin, 1998）。精神疾患患者のための居住施設は，永住する住民が少なく社会的な結合がゆるやかなダウンタウンで割合受け入れられて，一戸建て地域ではあまり受け入れられなかった（Trute and Segal, 1976）。

4. 発展途上国におけるスティグマ

　発展途上国において精神疾患のある人々は，地域社会からしばしば先進国とは違った見方をされる。この 10 年の間に，発展途上国で働いている精神科医は，精神疾患に対してスティグマのレベルが低いことをたびたび報告している。たとえば，リンとリン（Rin and Lin, 1962）によって研究された高砂族の部族民の間では，精神疾患はスティグマから自由であった。
　シンハリー族の家族は，率直に精神疾患の家族を「ピッス」（pissu: 狂った人）と呼び，それについて恥を示さない。一方，スリランカでは精神疾患より結核に対するスティグマのほうが強い（Waxler, 1977）。
　世界精神医学会（WPA）の「統合失調症に対するスティグマお

よび差別と闘う世界的プログラム」は，発展途上国のほうが，重い精神疾患患者に対して寛容であり，地域社会からのサポートが大きいとして，そこに多くの要因を確認している。それは，次のとおりである。

○従来のメンタルヘルスケア・システムに見られた大規模で組織化されたケアの不在。
○地方の農民の社会風土。
○拡大家族制度の強さ。
○病気の原因を患者の外側に置く説明モデル。
○発展途上国では，精神疾患の症状が特段に可逆的であり，統合失調症からの回復がよりよいという事実。

　世界保健機関の統合失調症フォローアップ研究の著者たちは，コロンビアのカリにおいて統合失調症からの回復率がよい要因の一つは，家族や友人たちが精神疾患に対してとても寛容であるからだと述べている。それは退院の後に，家庭生活と仕事への再調整を助ける要因でもある（世界保健機関, 1979）。インドにおける統合失調症をもつ人々の5年にわたるフォローアップ研究によると，80％の家族が，障害を負った肉親と家庭で一緒に暮らすことを選ぶ（Indian Council of medical Research, 1988）。インドの別の研究によれば，家庭を基盤にした統合失調症の治療は，病院の治療よりも，家族にとって受け入れられやすく，よりダメージが少ないという（Pal and Kapur, 1983）。

　発展途上の各地でスティグマの程度が低いのは，部分的には，民族による診断の慣例が違うことの結果であるかもしれない。未開発の世界では，精神疾患が示す言動には，超自然的な説明が与えられがちである。これらの症状をもつ人々は，魔術の犠牲者であるとみなされるか，あるいは，逆に言えば，シャーマンか降霊術師かもしれないとみなされる（Warner, 1994）。ナイジェリアの，正規の教

育のない都市と地方に住むヨルバ族が精神疾患患者を示すきわだった側面を見せられて，妄想型統合失調症も精神疾患だと思った人は，わずか40％だけだった（Erinosho and Ayonrinde, 1981）。一方，米国人はほとんどすべてこの人たちに精神疾患のレッテルを貼った（D'Arcy and Brockman, 1976）。ヨルバ族で，単純型の統合失調症を精神疾患であると考えたのは，回答者のわずか5分の1だった（米国人の回答者の4分の3は，精神疾患だと言う）。さらに，ヨルバ族の3分の1の人々は，妄想型統合失調症の患者との結婚に乗り気で，半分以上の人々は単純型の統合失調症患者と結婚しただろう（ErinoshoとAyominde, 1981）。

そのような人々が「気が狂っている」としてラベルをつけられるとき，状況は一変する。ナイジェリア中央部のベニン地域からの熟練労働者たちが，「神経質であるか気が狂った人」とラベルをつけられた人に関する意見を求められたとき，16％の人はそのような人々は全員撃ち殺さなければならないと思い，31％の人は国から追い出されなければならないと思った。これらの教養のあるナイジェリア人は，気が狂った人々を「無意味で，汚くて，攻撃的で，無責任である」とみなしていた（Binitie, 1971）。

> 私たちは，周りの誰にも言えないんです。言えば，私の姉妹の結婚のチャンスを台無しにしてしまうかも知れませんから。
> 　　　　　　　　　　　　　　　　（統合失調症をもつインドの女性）
> 　　　　　　　　　　　　　　　　　　（Closer Look Creative, 1999）

発展途上国の中には，工業化と都会化が進むことによって，精神疾患のスティグマが増加しているという証拠がある。インドの初期の研究によると，高いレベルの寛容と同情，精神疾患患者と話したいという気持ち，治療についての楽天主義が見出され，そして病気を隠蔽することもなかった（Sathyavathiほか, 1971; Verghese and Beig, 1974)。しかし最近のインドの研究によると，寛容さが減少している。ニューデリーでの市民の態度に関する最近の調査は (Prabhu ほか，1984)，そこに住む市民たちが「精神疾患患者は，攻撃的で，暴力的で危険であると感じている」と結論している。そして「治療による回復の可能性について，敗北主義が行きわたっている。患者たちから社会的な距離を置き，彼らを拒絶する傾向がある」と述べている。

　その他の発展途上の世界の工業化しつつある所では，精神疾患のレッテルを貼られた人々に対する反応は，極端なものにもなる。1980年代から，香港の住宅地域で精神障害をもつ人のためのハーフウェイハウスの設置を妨害する活発な活動があった。運動は，政党に支えられていたが，本質的には患者による暴力への恐怖に基づいている。あるハーフウェイハウスは，肉屋の店に近いという理由で反対された。それは，肉包丁を見ることは患者を殺人へ追いたてると信じられていたからだった。怒った住民たちは，精神科医療施設を破壊すると脅迫し，外来患者の動きを追うためにビデオカメラを使ったりもした（Yip, 1998）。精神疾患患者に対する態度が，文化によって異なり，患者につけられたレッテルに影響されていることは明らかである。

5. ラベリング理論

　戦後間もない頃には，精神疾患のスティグマの研究は，ラベリング理論への関心で活気づいていた。シェフ（Scheff, 1966）は，常軌を逸した人が「精神疾患」というレッテルを貼られると，社会はあらかじめ決められた固定観念に従って応答し，慢性精神疾患のストーリーがスタートし，個人はほとんどそこから免れるチャンスがなくなると論じている。シェフの立場を支持する証拠がある。ニューイングランドの小さな町の住民の態度に関する研究によると，精神

病院に入院したという過去をもつだけで、いかに「申し分のない理想的なタイプ」の人であっても、診療を求めなかったり、そのかわりに牧師に相談した統合失調症患者よりも、ひどく社会的に拒絶された (Phillips, 1966)。

別の研究では (Rosenhan, 1973)、病気のないボランティアたちが、幻聴を訴えて異なる12の精神病院へ被験者として入院を買って出た。疑似患者はすべて入院させられた。ボランティアたちは、入院後すぐに普通の挙動に戻って、精神疾患の症状を否定したが、退院時には統合失調症患者というレッテルを貼られた。病院のスタッフは、疑似患者の通常の挙動をまるでそれが病気によるものであるように解説した。1週間未満で解放された者はいなかった。1人はほぼ2カ月の間拘留された。こうした研究は、統合失調症患者が回復への希望と行動を左右する世間的な精神疾患のイメージに屈し、それを受け入れる可能性を示唆している。

ラベリング理論を批判する人たちは、ラベリング理論ではそもそもラベルがつけられる原因となる最初の言動の偏りと精神疾患の固有の病理の役割を控えめに述べており、他方で患者がスティグマの有害な影響を振り落す能力を過小評価していると主張する (Gove, 1975)。1963年以後実施された10あまりの研究によると、その個人の行動よりも精神疾患というラベルが、一般市民の態度を決定する際に相対的に重要な役割を果たしていると言う。ただし、大部分の人はラベルをつけることの影響が重要であるとし、ほとんどすべての人は患者個人の言動によって致命的に左右されるとしている (Linkほか, 1987)。同じように、最新の研究によると、急性期の精神症状について実際に知ることのほうが、「統合失調症」という単なるラベルより多くのスティグマを作り出すという (Pennほか, 1994)。

精神疾患というラベルの相対的な力に関係なく、患者と家族はスティグマこそが、地域で共にくらすことを妨げる大きな障害である

と言う（Pennほか, 1994）。そして，ラベリングは，精神疾患のある人の自己概念，言動と病気の症状を形づくる際に非常に大きな影響をもっていると考えられる。シュトラウスとカーペンター（Strauss and Carpenter, 1981）は，次のように結論づけている。

> ラベルをつけることは，統合失調症の病的過程に影響を及ぼしている重要な変数である……すべての社会的環境が（意識的にであれ無意識にであれ），患者は人間以下であり，不治で，生きる意欲がなく，あるいは普通の生活能力を遂行するのが不能だとみなしているならば，傷つきやすい彼らに対して破壊的な影響を与えることを否定できるだろうか？ 社会的なスティグマによって人としての基本的な役割が損なわれ，雇用の機会が制限されるようになるとき，障害の悪化が助長されることは疑うまでもない。 (p.128)

6. スティグマによる病気の過程への影響

精神疾患のスティグマは，どのように統合失調症の症状に影響を及ぼし，病気の過程を形づくるのだろうか？ 著者は，精神疾患の診断を受け入れることにより，自分は無能であって役に立たないという世間的な固定観念に従わねばならないという内発的感情が発生し，社会的により引きこもるようになり，障害を受けた者の役割をとるようになると述べた（Warner, 1994）。その結果，彼らの症状は持続し，彼らは人生を通して治療や他人に依存するようになる。このように考えると，統合失調症という病気の転帰は悲惨なものとなる。

著者の見解は，精神疾患患者自身の自己ラベリングについてのドハティの研究（Doherty, 1975）によって裏付けられる。精神疾患があることを認めた入院患者は，ごくわずかな改善しか示さず，精神疾患があることを否定した人々は，より改善されたのである。著者と同僚が行った研究は（Warnerほか, 1989），この発見を支持す

るものだった。精神疾患があることを認めた人々は，自尊心が低く，自らの人生をコントロールする感覚に欠けていた。精神疾患が最もスティグマの強い病気だと知った瞬間から，彼らの自尊心が最悪なまでに打ち砕かれて，自己を統御する感覚は最も弱くなる。逆にこの研究が示唆していることは，もし患者が自分で自分の人生をコントロールできるという感覚をもつならば，病気を認めることはもっぱら本人の利益となる。しかし，病気のラベルを受け入れた結果，自己を統御する感覚を喪失してしまうので，そのような人々はほとんどいない。このように，スティグマは統合失調症患者に「キャッチ22」のジレンマ状況[訳注1]を作る，すなわち，病気を受け入れることはそれに対処する能力を失うことを意味してしまうのだ。

7. 統合失調症患者の家族

> 彼の病気が原因で面白いことなんかほとんどなかった。私にはまったく計り知れない……彼は，よくなったり，悪くなったりで。
>
> （統合失調症をもつ米国男性の母）
> (Kreisrnan and Joy, 1974, p.46)

精神疾患に付きまとうスティグマは，家族にも嫌な思いをさせる。一般市民も精神保健の専門家自身も，精神疾患のある人々の家族に対してしばしば否定的な気持ちを抱いている (Leney, 1987; Mehta and Farina, 1988; Bulk and Sher, 1990)。家族の中には，長年にわたって病気について誰にも話さず，親友にさえも話さないという反応を示す人もいる。他方で，社会的に引きこもるという形で反応する人たちもいる。初期の米国の研究によると，患者の妻の3分の

訳注1) 米国の映画 "CATCH-22" から。狂気に陥ったものは自ら請願すれば除隊できるが，自分の狂気を意識できる程度ならばまだ狂っているとは認められない，という状況をさす。

1は，引きこもって友人を避けるとか，引っ越しするといった社会から積極的に隠れる行動をとっていた（Yarrowほか, 1955）。トンプソンとドル（1982）は，フリーマンとシモンズによって1961年に行われた類似の研究よりも，1982年のほうが家族が社会から隠蔽しようとする傾向が強いことを見出した。そして，最近の米国の研究（Phelanほか, 1988）では，入院中の精神疾患患者の家族の半分は，家族が高い教育を受けているほど，隠す頻度がより高いことを報告している。このように家族の中に認められたスティグマや誤解は，病気の過程に影響するだろう。家族は，必要以上に悲観的な展望と病気の陰性の症状（それは，怠惰とわざとらしい嫌がらせとみなされるかもしれない）について悩まされることがあるが，その結果としての批判，コントロールのしすぎ，または家族の拒否などは，再発の危険性を高める（Leff and Vaughn, 1985）（第6章参照）。

> 親父もおふくろも，俺を怠け者とののしった。最後の仕事を失ったとき，俺は家から放り出されたのさ。
>
> （統合失調症をもつ英国の男性）
> (Closer Look Creative, 1999)

8. スティグマを減らすために何ができるだろうか？

1）近隣住民を対象としたキャンペーン

市民の態度に関する調査によると，彼らは否定的な態度を示す一方，精神疾患患者に対するあふれるような善意の存在をも明らかにされている。南ロンドンで精神疾患のある人々のための新しいグループホームができたとき，周辺の住民たちは，その3分の2は新しい施設を助けたいという気持ちを表し，精神疾患についてもっと学びたいという関心を示した（Reda, 1995）。キャンペーンを組織した

人たちは，周辺住民が精神疾患のある居住者と触れあうように集中的な教育キャンペーンを行うことによって，こうした好意が表現されることを見出した（Wolff, 1997）。

キャンペーンの期間中には，ビデオテープや資料が入った箱が配布され，社交的なイベントとインフォーマルな議論のセッションが行われた。このようなキャンペーンは，恐れや拒絶といった住民の態度を減少させ，グループホーム居住者と彼らの新しい周辺住民との接触を増やした。周辺住民の13％は，患者と友人になるか，患者を家に招き入れたりしたが，教育プログラムがなかった地域では，誰もそうしなかった（Wolff, 1997）。患者との接触を増やすキャンペーンは，住民の態度を改善するものと思われる。それは精神疾患のある人と個人的に知りあうほど寛容の度合いが大きくなることと関係している（Penn ほか, 1994）。

プロジェクトは，近隣住民を対象としたキャンペーンが可能であり，また効果的であることを示唆している。しかし，もっと幅広い社会的キャンペーンは，同じような影響を持ち得るだろうか？　この質問に答えるためには，現代のコミュニケーション技術の進歩を見る必要がある。

2）ソーシャルマーケティング

第二次世界大戦後の反スティグマキャンペーンはうまくいかなかったが，その後，健康増進のための社会教育の方法と技術は劇的に進歩した。そのような「ソーシャルマーケティング」は，メディア業界で知られているように，乳児死亡率低下，エイズ防止，家族計画，栄養改善，禁煙，その他いろいろな有害事象を減らす活動の際に，世界中でうまく活用されてきた（Rogers, 1995）[訳注2]。そしてこの

訳注2）　ソーシャル・マーケティングは，企業の利益追求中心ではなく，社会とのかかわりを重視するマーケティングの考え方。

ように注意深く組み立てられたキャンペーンであれば、人々の態度に大きな影響を及ぼすことがある（Rogers, 1995）。とりわけ、「聴衆分割」という方法はより大きな効果を上げることができる。すなわち、多くの聴衆を比較的均一なサブグループに分割する。そしてそれぞれのグループに、より関連があって受け入れられやすい戦略とメッセージを考案するのである（E.M.Rogers ほか, 1995; Rogers, 1996）。

キャンペーンを展開する際に大切なのは、文化的な信念、神話、誤解、それに人々がその話題について学びたいメディアに関するニーズを査定することである。ニーズ評価の方法には、対象とするグループや電話調査、オピニオンリーダーからの情報が含まれる。かくして、予備調査によって、継続的で緻密な普及推進計画が確立される（Rogers, 1995）。まず、特定の目的、聴衆、メッセージとメディアが選び、行動計画を作成する。これらのメッセージと材料は、特定の聴衆によって事前にテストされ、修正される。このようにして計画は実行され、その影響についての連続的なモニタリングにより、新しいキャンペーン計画が作成され、たえず更新される。

健康増進キャンペーンは、認識の向上と情報提供を目的としている。認識の向上は、情報提供がなければ成り立たない。そして、認識向上に関するキャンペーンは、人々に情報源と支援とを提供する体制が欠かせない。たとえば、専用電話番号を開設し、きちんと応答できる訓練された人々を置くことが必要である。理想的には、そのような基盤は地方にネットワークを張りめぐらせた全国的な取り組みであるのが望ましい。

たとえばポピュラーソングや連続ホームドラマのような娯楽メディアは、認識を高め情報を提供することができ、精神疾患のような社会的にタブーとされた話題に特に役立つ。連続ホームドラマは、いくつかの国で社会的なメッセージを前進させることに成功している。たとえば、『普通の人々』と呼ばれている中国の TV 連続ホームド

ラマは，少家族化とエイズ教育を促進するものだ。これは，1995年に放送が開始された。そのうちに，世界の人口の16%が見ることになる（E.M.Rogersほか，1995）。エイズについての認識と家族計画を奨励するラジオ連続ホームドラマは，タンザニアで幅広い聴衆を得た。そして，受けとめ方や性的な行動の変容に効果があった。メキシコで，マリアという名のキャラクターが主人公のテレビ番組が，40年の間放送されてきた。これは，とりわけ成人向けの生涯教育を推進した（E.M.Rogersほか，1995）。

　地元の専門家のグループと推進団体の代表は，そのような連続ドラマのために「教訓とすべきメッセージ」の作成に協力した。脚本家は，そのドラマでポジティブな，またネガティブな，そして中間的な配役を展開する。中間的な配役は，彼らの決断がどういう影響と結果をもたらすかを例示するために，肯定的な態度から否定的な態度へ，またその反対に切り替わる。リスナーが同一化できる登場人物を見つけられるように，配役は男女両性のいろいろな年齢の範囲を反映して考案される。このアプローチは，人々は他の人にならって行動を形成するという社会学習理論を採用している。

　しかし，娯楽メディアをソーシャルマーケティングに利用するために，すっかり新しいポピュラーソングや連続ホームドラマを作る必要があるわけではない。

提案その12

ニュース・娯楽メディアへのロビー活動

　権利擁護団体が，ニュースと娯楽メディアで働いている人々を教育することは可能だ。そうしたグループは，大衆を教育し

病気に対する態度を変容させることを目標として，統合失調症の患者を肯定的な配役としてドラマに出演させるように娯楽メディアに陳情すればよい。たとえば，単純な娯楽のための連続ホームドラマの方が，社会的なメッセージを伝える配役を起用するのに適しているようだ。米国では，「ソープ・サミット」と自称しているグループが，連続ホームドラマの内容を分析して（ティーンエイジャーの性行動のようなテーマを見る），脚本家にプログラムを変え，建設的な社会的メッセージを作り出すよう陳情し，連続ホームドラマの内容を見て彼らの陳情運動がどのように影響したかを測定している。統合失調症患者を演じた配役は，最近英国で最も広く視聴された番組のひとつである『イーストエンダース』というテレビ番組に取り入れられた。英国の全国統合失調症友の会（The National Schizophrenia Fellowship）は，この筋書きが先例のない注意を引きつけ，他のどんなメディアによる価値あるアピールよりもスティグマを減らすことに貢献したと報告している。この番組は，病気に人間味を与え，統合失調症は，知らない人が分裂した性格をもっていたり，あるいはそれが人を暴力的にするという神話をくつがえした（Frean, 1997）。オーストラリアでは，当事者グループの陳情に応じて，統合失調症患者を演じた配役が，連続ホームドラマ『ホーム・アンド・アウェイ』に書き入れられた。

　オーストラリアの映画『シャイン』は，主流の娯楽メディアを活用して重い精神疾患に関する情報を伝え認識を高めた成功例である。このオスカー受賞映画は，スティグマを打ち破る次のようなメッセージを伝えた。

　○統合失調症は回復する病気である。
　○たとえ症状があるとしても，統合失調症をもつ大部分の人々は働くことができる。

○仕事は，人々が統合失調症から回復する助けとなる。
○統合失調症患者に対する人々の反応と態度は，病気の過程に影響することがある。
○統合失調症患者は，地域社会に統合されることができるし，また統合されなければならない。

しかし『シャイン』は，まだ重要なメッセージを伝えることができていないとの理由で批判されるかも知れない。

○育児の不十分さによって，子どもが統合失調症になるわけではない。

世界的に活躍しているコンサート・ピアニストのデイヴィッド・ヘルフゴットは，映画を通して統合失調症についての肯定的な感情を高めた。

地方や国の権利擁護団体も，統合失調症患者のネガティブな描写を除外するために，ニュースと娯楽メディアに陳情することができる。そのようなグループは，「スティグマ・バスターズ」または「メディア・ウォッチ」グループとして知られている。これらのグループはスティグマを打破するために，メンバーにあらゆるメディアにおけるスティグマ・メッセージに気を配り，こまめに反論するように指示する。全国スティグマ情報センター（The National Stigma Clearinghouse）は，精神疾患患者のためのニューヨーク州同盟（the New York State Alliance for the Mentally Ill）によって1990年に開始されたものだが，このようなグループの一例である。この情報センターは，米国中のテレビ，広告，映画および印刷メディアから，精神疾患に関する否定的な描写の例を集める。組織のメンバーは，メディアの責任あるジャーナリスト，編集者，その他の人に手紙

を出すか電話をする。そして，発表されたものがなぜ攻撃的で，スティグマ的であるかを説明し，精神疾患に関するより正確な情報を提供する。このグループはまた，地方の組織がそれぞれの地域で活動することを奨励し，最近の否定的なメディアの描写や，メディアをつかさどる主だった人々に知らせるための行動を要約した月刊会報を配布する。このように，このグループは，他の擁護者に，どんな種類のメディア描写を探すべきか，またどのように修正すべきかを教育している（Wahl, 1995）。

スティグマ撲滅活動の成功例は，スーパーマンがどのように『ある惑星の狂人病院からの逃亡者』（p.145）によって殺されることになっていたかを明らかにすると報じたスーパーマン・コミック1992年11月号の事前の宣伝が，全国スティグマ情報センターによって調整された対応である。情報センターと他の権利擁護団体は，スーパーヒーローの殺人者を精神疾患患者として描写することは，精神疾患患者を凶悪で暴力的だとの固定観念を助長すると説明し，D.C.コミックスに陳情した。そのおかげで，スーパーマンの死亡は新聞売場で衝撃を与えたが，殺人者は逃亡した精神疾患患者または「宇宙精神異常者」などとはもはや記述されず，拘束服の名残りのようなものを着ているように描写されることもなかった（Wahl, 1995）。

米国の，精神疾患患者のための国民同盟（The National Alliance for the Mentally Ill）は，1984年に同じような否定的なイメージを除去するために運動した。そのとき，ハズブロ玩具会社が，アクション・フィギュアのGIジョーシリーズの一部として，二つの顔と二つの人格をもつ新しい悪者ザルタン（Zartan）を生産し，そして，箱には「極端に妄想的な統合失調症患者」と書かれていた。

国民同盟は，メーカーに，そのおもちゃは子どもたちに精神疾患と犯罪行為の関連があるように伝え，統合失調症を多重人

格の一種であるといった不正確な認識を永続させると指摘した。ハズブロは，謝罪してそのおもちゃを回収した（Wahl, 1995）。

スティグマ撲滅グループは，不正確なスティグマを作り出すメッセージについてメディアを教育することと同時に，他方で狭量な詮索好きの集団という印象を与える可能性がある。すなわち，編集者やプロデューサーに，市民からのコメントがとくに無いのをいいことに，彼らの報道内容は正確で無害であるという誤解を抱くのを許してしまうことと，そして反対に，うるさい少数グループによる検閲の恐れを抱かせることとの境目に立っている。しかし世間のステレオタイプなイメージと苦闘しているすべてのグループは，人種，性または障害の扱われ方に立脚して，世間の間違った情報とそれへの対処戦略を講じなければならない。そのためにメディアウォッチ・プログラムにジャーナリストや他のコミュニケーション専門家を巻き込むことは，グループが正しいバランスをとる助けとなる。

9. 国家的な反スティグマキャンペーン

コミュニケーション技術の進歩を基にして，英国で，うつ病克服キャンペーンが1991年から1996年の間展開された。それは，うつ病に関連するスティグマを減らし，病気とその治療について市民を教育し，人々が早く治療を求めるのを奨励し，そして専門職の治療技術を向上させることを目標としていた。一般大衆向けのキャンペーンメディアには，新聞，雑誌記事，テレビ・ラジオのインタビュー，有名人のうつ病の体験のみずからの告白，紙上会議，本，複数の言語によるリーフレット，カセットテープ，そして自助ビデオなどが含まれていた。カンファレンス，賛同文書，治療のガイドラインとトレーニング・ビデオテープなどによる開業医を教育するプログラ

ムも発行された（Paykel ほか, 1997）。

　キャンペーンの結果は，明らかにポジティブなものであった。うつ病に関する知識と態度および治療については，キャンペーンの事前と期間中，そしてキャンペーン終了後にテストされ，およそ5%から10%程度の改善をみた。うつ病に関する知識と態度，治療のすべてのステージで，カウンセリングは意義あるものとみなされた。抗うつ薬は，依存性があって効果がないと，初め疑いの目で見られていたが，キャンペーンの間にかなり改善された。キャンペーンの終了までには，一般市民は，うつ病で苦しんでいる人々を，より理解と支持に値するものとみなし，自分自身や親友のうつ病の経験を認めやすくなっていた。また，うつ病も他の医学的な疾病のようなものだと理解するようになり，一般開業医のこの病気を治療する能力を大いに確信するようになった（Paykel ほか, 1998）。

　さて，このようなアプローチが，もっと広く適用される可能性はないだろうか？

提案その13

地球規模の反スティグマキャンペーン

　コミュニケーション技術の進歩を土台として，世界精神医学会（the World Psychiatric Association）は，1997年に，病気の社会的な側面と，効果的で人道的な治療，そしてリハビリテーションに焦点を当てた統合失調症に関する教育プログラムを始めた。このプロジェクトは，スティグマを減らし，統合失調症が公衆衛生に果たす役割の重要性について認識を高めることを目的としている。このプログラムは，世界中いたるところで行

われているが，国際的なレベルでの知見と地域的な実情との文化的な違いをたくみに結びつけてある。プログラムは，たとえば教師向けの案内書，パンフレット，ポスター，インターネット・ウェブ・ページといった異なる設定で実地に試みられており，複数の翻訳が用意されている (Sartorius, 1997)。

　このキャンペーンの最初のパイロット・プロジェクトは，1997年アルバータ州カルガリー（ほぼ100万都市）で始まった。著者は地球規模のプロジェクトの代表として参加した。地元の行動委員会は，当事者と家族組織，精神保健専門家，保健施策立案者，研究者の代表，そして新聞社と聖職者の代表から構成されていたが，この委員会が働きかけの対象として選択したのは次のグループである。

○救急治療室の全職員，医学生，およびヘルスケア政策担当高官を含む健康管理専門家。
○15歳と17歳のティーンエイジャー。
○聖職者や財界の指導者やジャーナリストなどの地域社会をリードする人たち。
○一般市民。

　対象とする各々のグループのために，メッセージと適切なメディアが選ばれた。
　ティーンエイジャーを対象としたグループの場合，メッセージは次のとおりであった。

○統合失調症を病んでいることを理由に，誰も非難されてはならない（原因についてのメッセージ）。
○統合失調症は回復する（希望のメッセージ）。
○統合失調症患者とは，**人間**であり，そして患者でもある

（人間性とケアのメッセージ）。

　使用されたメディアは，以下のとおりであった。

○「統合失調症協会」(the Schizophrenia Society；カナダの権利擁護団体）の地方局によって組織された当事者，家族および専門家からなる発言者の事務局。彼らは，地域じゅうの高校と中学校のクラスでスピーチを行った。
○高校の保健の先生には，統合失調症に関してよく研究されていて，また魅力的に設計された教育ガイドが配布された。
○インターネット・ウェブ・ページ（www.openthedoors.com）には，統合失調症に関する情報（世界精神医学会の研究班が開発した）が載せられているが，ティーンエイジャー，保健専門家，当事者および家族の異なるタイプのユーザーのためのアクセスドアが作られた。
○高校生が反スティグマをテーマに競い合うコンテストが開始された。勝者は，500ドルの賞金を受け取り授賞式で公的な賞賛を受けた。
○キャンペーンを促進し，コンテストを伝えるポスターは，高校に貼られた。

　ティーンエイジャーのキャンペーンはプラスの結果をまねいた。統合失調症に関する知識のテストで満点をとった学生の割合は，ほぼ2倍の約20％になった。この病気への態度も，すっかりよくなった。病気に対してできる限り患者に対して距離を取らないと述べる学生の割合は16％から22％まで改善され，ひどく距離をおいている者の割合は10％未満に減少した。
　ジャーナリストを対象としたキャンペーンもまた成功した。地方紙は，興味ある人物の紹介，研究の進歩，治療方法と資金

第10章　スティグマ

提供およびプログラムの必要性などを取り上げて，統合失調症と精神疾患について建設的に報道した。その取扱量は，キャンペーン開始後の数カ月で35％増加した。しかし皮肉にも，同じ期間に精神疾患患者を巻き込んだ大きなニュースがいくつか起きたために，否定的な内容のニュースのコラムインチ数は統合失調症で44％，精神疾患で10％増加してしまった。これらの大きなニュースの中には，米国のユナボマー[訳注3]の逮捕と裁判，米国議事堂での2人の警官の発砲事件，カナダ首相の住居への不法侵入，その他カナダと米国で公表された多数の殺人事件が含まれていた。

　明らかに，草の根的なレベルのスティグマ減退の努力も，世界中の何億もの人々に報告される，治療を受けていない数名の患者の行動によって押しつぶされてしまうことがある。これに対抗するために何ができるだろうか？　おそらく二つのことが考えられる。精神疾患の治療のための公共政策と資金投入は，治療を受けていない患者が人々の注意をよこどりする行為をできるだけ少なくするようにしていかなければならない。そして，国内の権利擁護団体は，主な出来事の国内ニュース報道に対して，精神疾患の性質と十分な治療プログラムの必要に関する正確な情報によって埋め合わせるように行動しなければならない。

　カルガリーでの一般大衆を対象としたキャンペーン活動は，ラジオ広告キャンペーン，新聞記事，統合失調症患者を含めた記者会見とキャンペーンイベントのテレビ放送などであった。ラジオ広告は，5つ以上のローカル局で1カ月以上放送された。以下は，90秒ラジオ広告のうちの一つの例である。

　ディクソン博士：「私はドクター・ルース・ディクソンと申しま

訳注3）　18年にわたって16件の連続爆弾事件を犯したUnabomberことセオドア・カジンスキーTheodore John Kaczynski元カリフォルニア大学教授

す。そして，こちらは統合失調症から回復した人の声です。」

ミッシェル：「私を傷つけようとする言葉を二つ耳にしました。『あいつはばかでまぬけだ。なんで，あいつは自殺してしまわないんだ？』と。」

ディクソン博士：「彼女は現在自立して，このスティグマだらけの世の中で子どもの世話をしながら生活しています。しかし，多くの場合，人々の恐れが差別を助長します。そのため彼らは友人，家族，仕事，生活に必要な場所までも失ってしまいます。統合失調症は，治療可能な脳の病気なのです。私たちがこの病気に苦しむ人々をどうしたら助けられるか考えてみて下さい。1-888-685-4004 に電話してください。」

ラジオ広告が流された後に，ランダムに抽出した一般市民を対象とした電話調査が，1997年のキャンペーン開始時とその18カ月後に実施された。明らかに多くの人々がラジオ広告を聞いた。第2の電話調査の間に連絡がとれた人々の28％は，ラジオ広告を聞いたと報告した。しかし，一般大衆への影響は，とるに足らないものだった。知識や態度の改善が，調査を受けた人々にみられなかったのだ。事実，おそらくキャンペーン期間の間に同時に起こった否定的な出来事のためだろうが，ちょっとした態度の悪化がみられた。

このキャンペーンの教訓は，高校生とジャーナリストを対象に行ったもののように，特定のグループを目標とした働きかけのほうが，一般市民を相手とした試みよりも，より成功が見込めるし，より手頃だということである。前述のロンドンでのプログラム（Wolff, 1997, pp.96-97参照）の場合のように，精神疾患患者のための新しいグループホーム設立にあたって，周辺住民を教育する努力は，成功した。他の適当なターゲットグループは，開業医，地元の警察，救急治療室スタッフ，統合失調症

患者の家族，家主，潜在的な雇用者などが考えられる。可能性は多く，地域のニーズによって決定される。しかし，そのアプローチは，対象を小さい比較的均一なサブグループに分割し，目的とするグループに関連する研ぎ澄まされたメッセージを届けるというソーシャルマーケティングの概念に基礎づけられている。

　カルガリー・キャンペーンが長期にわたって成功していることは，すばらしいことである。統合失調症は，地区じゅうの大部分の高校の保健カリキュラムの中のテーマとして常時組み込まれている。いくつかの地域のグループは，一緒にスティグマと闘い続けている。精神疾患患者の治療のための救急治療室の基準は，キャンペーンによって開発されたものだが，国立病院の公認基準として採用されている。アルバータ全州とカナダ中の他の地区は，類似した当事者主導の反スティグマキャンペーンまたは教育的キャンペーンを開始している。そして，カルガリーとその周辺の当事者グループは，教会と他の地域社会団体に精神疾患についてのより多くの教育的アプローチを提供していて，地域の新聞雑誌，ラジオやテレビとも良い関係を保っている。

　スティグマ撃退キャンペーンは，必ずしも費用のかかるものではない。カルガリーで使われた提案の多くは，低コストであった。ラジオ広告などのようなより費用のかかるメディアは，資金が許す範囲で使われただけである。一般大衆向けのわずかなメディア・キャンペーンを含んでも，カルガリー・プロジェクトのための2年間の予算は，150,000米ドル以下で，それに多くのボランティアの時間が加わったものであった。たとえ資金がもっと少なかったとしても，それでもまだ高校のカリキュラムに統合失調症についての教育を取り入れることは可能だっただろう。その結果，すべての世代を通して，多くの人の無知を

減らすことができただろう。

　類似したキャンペーンはどんな地方においても可能であるし，実行する方法についてのアドバイスは世界精神医学会から入手可能である。同様のキャンペーンを開始することに興味がある人々は「統合失調症に対するスティグマおよび差別と闘う世界的プログラム」の，ジュネーブ大学病院精神医学教室のノーマン・サルトリウス教授と連絡をとることによって地方のプログラム開発についての教示を得ることができる（連絡先は，Belle-Idée, Bâtiment Salève, 2 chemin du Petit-Bel-Air, 1225 Chêne-Bourg, Geneva, Switzerland）。

結　論

　世界中で，精神疾患に関連するスティグマと差別の壁は高いが，発展途上諸国ではさほどでもない。そこでは，精神症状は，しばしば肯定的にうけとめられている。第二次世界大戦後に先進工業国で展開されたスティグマを減らす試みは，おおむね失敗に終わった。メディアの誇張，偏向した報道，そして一般市民の否定的な態度は，重大な問題のままである。

　現代のコミュニケーション技術は，スティグマに対するより成功した取り組みの可能性をもたらした。英国「うつ病克服」キャンペーンと世界精神医学会（WPA）の統合失調症に対するスティグマおよび差別と闘うキャンペーンは，これらのアプローチを有効に利用している。

概要と結論

　子宮の中から働く場まで，環境は統合失調症を形づくる。物質界と人間社会が，何人の人々が病気になるか，そして，その経過がどのようなものになるかを規定している。生物学的要因は，病気の素因として特に重要である。同時にストレスに対する反応のような心理学的要因が，発病の引き金になりえる。そして，家庭内の環境やスティグマといった社会文化的要因は，その過程と結果を左右する。

　子宮内で働いている生物学的な要因，すなわち妊娠と出産における合併症は，統合失調症を引き起こす危険性を倍にする。産科合併症は，すべての出産の最高40％で起こるほどに一般的であるので，重要な危険因子の一つである。第二次世界大戦以後，産科の医療の改善により，統合失調症の発症頻度は，実際，先進国で下がっているだろう。残念なことに，統合失調症のある女性は，遺伝の影響により病気になる子どもをもつ危険がすでに高い。そして，他の女性よりも産科合併症を経験することとなりやすく，かくして子どもが統合失調症になる危険が増すのである。

　もう一つの生物学的要因は，アルコールと違法薬物の乱用だ。それは統合失調症を誘発する危険性を増すことにはならないが，病気の過程に影響を及ぼす可能性がある。統合失調症患者は，他の人よりも，違法薬物，特に幻覚剤と刺激剤を使いやすい。統合失調症のある米国人の約半数が，その人生においてこうした薬物を乱用している。

　ほとんどの場合は，病気の最初の大エピソードの前に服用し始める。それはおそらく，彼らの多くが気分変調または不快感を感じて，

気分良くなりたいからだろう。薬物乱用は統合失調症の回復不良と関係している。しかしこれは，部分的には薬物を使う統合失調症患者が治療に従順でないという事実によるかもしれない。アルコールと興奮剤のように，ある種の薬物は明らかに副作用がある。しかし，マリファナを吸う統合失調症患者は重い病状が少なく，入院することも少ない傾向にある。一部の統合失調症患者が，陽性症状をあまり悪化させることなく不快な感情の症状を減少させるために，マリファナの量を調節しているということは考えられる。

統合失調症患者は，ストレスにいたって敏感である。統合失調症のエピソードに前駆して，おそらく再発を誘発する人生上の出来事は，うつ病のような他の疾患の症状に前駆するものと比べて，より穏やかなものである。抗精神病薬は，患者が多くのストレスにさらされているときには，統合失調症の再発を防ぐには特に重要と考えられている。しかし，ストレスがさほどでもない環境下で生活しているときには，その重要性は薄れる。統合失調症患者は，ある文化圏においては他の文化圏よりも家族と一緒に生活する傾向が高い。客観的に見て，自宅で生活している統合失調症患者の生活の質は，独立して生活している人々のそれよりも，いろいろな面で高い。しかし，自宅で生活することは，有り難いがまた面倒なものであったりもする。統合失調症患者は，家族と同居することにより，隔離，貧困，飢え，ホームレスといった生活ストレスから身を守るには有利である。しかしながら，家族は，統合失調症をもつ人と一緒に生活するときは，重荷を感じ，ストレスにさらされ，不幸を感じるようだ。そして，一定の距離をおくことが可能な家族よりも患者に対して否定的な見解をもつ。私たちは，家族を環境の中の一つの資源として見て，彼らが患者のサポートをする能力を強化するように，支援サービスをつぎこむ必要がある。

このことは，批判的か，あるいは巻き込まれぎる家族と一緒に暮らしている統合失調症患者は，批判的でも，侵入的でもない家族と

暮らしている患者より再発率が高いので，特に重要である。家族に対する心理教育は，統合失調症患者の家族の批判と過干渉のレベルを減少させることができ，再発率を減らすことができる。ストレスが低い家族は統合失調症の再発率を下げ，それは，抗精神病薬の治療効果に匹敵するように見える。

　統合失調症患者は，普通の人のように社会的な承認を得たり，自分で自分の人生をコントロールする機会をしばしば妨げられている。よくみられるように，貧困，失業，差別，社会的な排除，刑務所への監禁，入院と非自発的な治療の制約に遭い，精神疾患患者は，社会で最もエンパワメントされなかった人々の一部である。社会から取り残された他のグループのように，精神疾患のある人々は，近年，団結してエンパワメントを追求してきた。しかし残念なことに，当事者運動は多くの国で分裂してしまい，そのことによって変化を成し遂げる力にまでいたっていない。

　精神疾患患者は，また，私たちの社会で最も疎外された人々の一つである。彼らは日々，無意味さ，無力，やることがないこと（normlessness），社会と仕事からの隔離などの疎外的要因に直面しているのだ。治療共同体は，統合失調症で長く入院する人々の施設症候群を治すことに成功した戦後の革新的手法だが，多くの効果的で重要な要素をかかえていた。それは，当たり前の環境を作り，自分が自分自身の治療に参加することによって，患者に生産的で社会的役割を与えた。これと同じ要素によって，現在の地域社会で，統合失調症患者のハンディキャップと困難さを増す実存神経症の影響を取り除くことに効果的であるかもしれない。

　仕事は，社会的役割を提供し，無意味さと社会的隔離の感覚を減らす。また自尊心を押し上げる。これが統合失調症患者の疎外を減らすのを助ける。臨床的，社会的，経済的調査は，そのどれもが就労が統合失調症からの回復のプロセスにとって重要であることを示唆している。しかし米国と英国では重い精神疾患のある人々の中で

雇用されているのは，およそ15%だけである。就業率が低いことの主要な原因は，精神疾患のある人々の働く意欲をそぐ経済的な要因にある。失業中か雇用されているかによる収入の違いがほとんどないのである。そのため，仕事に戻ることによるリスクや損失とほとんど釣り合わない。障害者が働き始めるとき，障害年金は減らされるので，これは暗黙の税金と呼ばれている。

統合失調症患者には，偏見，差別，それにスティグマがついて回る。多くのマイノリティーグループによって穫得されたこの数十年の前進にもかかわらず，西洋の世界で精神疾患のある人々に向けられた偏見は，ほとんど変わらず続いている。誤解は多いままだ。メディアの精神疾患に関する表現は，第二次世界大戦以来ほとんど改善されていない。市民は，自分の住居の近所から精神疾患の治療施設を排除するために闘う。統合失調症であるという診断を受け入れる患者は，自分が役に立たず無能であるという一般市民の固定観念を強制される。そして，自分は依存的で不完全であるという社会的な役割を選ぶ。このようにスティグマは，統合失調症患者を，病気の受容がそれに対処する能力を失うことを意味する「キャッチ22」の状況（ジレンマのこと）に置く。しかし，コミュニケーション技術は，スティグマと偏見の克服に役立つ。近年，ソーシャルマーケティング・キャンペーンは，エイズ防止を含む諸問題に，世界中で首尾よく活用された。その結果，乳児死亡率が減り，タバコの消費が減り，うつ病のスティグマが克服された。

ここで議論された環境要因は，病気の発病率を減らし，苦しむ人と彼らの家族の状況を改善するために，多くの革新的な機会をもたらす。この本で示した提案は，次のとおりである。

〇妊娠と出産時の合併症によって強められる統合失調症の危険性について，患者，家族および医者を教育すること。
〇統合失調症患者のための薬物乱用に対するカウンセリングを個

別に実施すること。そして，違法薬物が役立つ可能性を否定しないこと。
　○統合失調症患者が認知行動療法を通してストレス管理を学ぶのを援助すること。
　○抗精神病薬の服用を増やすことより，むしろ，ストレスによって誘発された症状を減らすために，ベンゾジアゼピンを多く使用すること。
　○メンタルヘルスサービスのすべてのレベルで，当事者を参加させ雇用すること。
　○自宅で患者と一緒に生活している元もとの家族，配偶者または里親たちへの非課税の介護手当を提供すること。
　○政府機関または民間の財団を通して，精神科ケアの担当者が家族教育を行うことを促進する目的で，商業的なマーケティング会社と契約すること。
　○救急の精神科治療のために，病院に代わる家庭的な治療状況を確立すること。
　○統合失調症患者が健常者とともに働ける小規模の企業を創ること。そして，精神保健サービスの予算内で当事者を雇用するビジネスとの契約をすすめること。
　○精神障害のある人々の就労を妨げている経済的な罠を取り除くこと。たとえば，米国では補足的所得保障（SSI）と障害者所得保障（SSDI）の下で承認される勤労所得レベルを，1カ月1,000ドルに増加すること。
　○最低賃金以上の所得を得るために，重度の精神疾患患者に賃金助成金を支払うこと。
　○統合失調症を患いつつも肯定的な役回りの配役を取り入れ，また病気を病む人々に配慮した筋書きをおりこむように，娯楽メディアにロビー活動をすること。
　○世界精神医学会の「統合失調症に対するスティグマおよび差別

と闘う世界的プログラム」のローカルサイトを開いてスティグマと闘うこと。

　興味深いことに，私たちが環境の影響に関して個人のレベルから地域社会のレベルへ移るにつれ，これらの提案のうちのほとんどは，精神保健専門家の主要な責務ではなくなる（彼らはそれらを促進する際に大切な役割を果たすのだが）。これらの革新の大部分は，政策立案者，政治家，権利擁護団体，コミュニケーション専門家，さらには起業家の努力にかかっている。この本で示されたアイデアは，治療サービスの範囲を越えて統合失調症患者の世界を変える道を開く。そして，目的が異なるグループ同士の協力が，私たちの限られた努力よりも，どれほど多くのことを成し遂げることができるかについて示している。英国またはイタリアでは，この本は，保健施策立案者にとって大いに興味を引くだろう。米国では，このような進歩を進めるために整備された国の公衆衛生の組織が不足しているが，これらの革新は，権利擁護団体にとって大きな利益となるだろう。どのグループがリードしても，それは統合失調症患者の環境を改良し，病気の発生を減らし，生活の質を高め，病気からの回復率を高める。

参考文献

Akbarian, S., Vinuela, A., Kim, J. J., et al. (1993) Distorted distribution of nicotinamide-adenine dinucleotide phosphate-diaphorase neurons in temporal lobe of schizophrenics implies anomalous cortical development, *Archives of General Psychiatry*, 50, 178–187.

Alisky, J. M. and Iczkowski, K. A. (1990) Barriers to housing for deinstitutionalized psychiatric patients, *Hospital and Community Psychiatry*, 41, 93–95.

Anderson, R. L., Lyons, J. S. and West, C. (in press) The prediction of mental health service use in residential care, *Community Mental Health Journal*.

Andreasson, S., Allebeck, P., Engstrom, A., et al. (1987) Cannabis and schizophrenia: a longitudinal study of Swedish conscripts, *Lancet*, ii, 1483–1486.

Angermeyer, M. C. (1983) "Normal deviance": changing norms under abnormal circumstances, presented at Seventh World Congress of Psychiatry, Vienna, July 11–16.

Anonymous (1977) On being diagnosed schizophrenic, *Schizophrenia Bulletin*, 3, 4.

Anthony, W. A., Cohen, M. R. and Danley, K. S. (1988) The psychiatric rehabilitation model as applied to vocational rehabilitation. In Cardiello, J. A. and Bell, M. D. (eds) *Vocational Rehabilitation of Persons with Prolonged Psychiatric Disorders*, Johns Hopkins University Press, Baltimore, pp. 59–80.

Arnold, R. (1998) Employment and disability, *Psychiatric Services*, 49, 1361.

Atkinson, R. M. (1973) Importance of alcohol and drug abuse in psychiatric emergencies, *California Medicine*, 118, 1–4.

Averett, S., Warner, R., Little, J. and Huxley, P. (1999) Labor supply, disability benefits and mental illness, *Eastern Economic Journal*, 25, 279–288.

Bailey, E. L., Ricketts, S. K., Becker, D. R., et al. (1998) Do long-term day clients benefit from supported employment? *Psychiatric Rehabilitation Journal*, 22, 24–29.

Barnes, M. and Berke, J. (1972) *Mary Barnes: Two Accounts of a Journey through Madness*, Harcourt Brace Jovanovich, New York.

Barnes, R. C. (1993) Mental illness in British newspapers: or my girlfriend is a Rover Metro, *Psychiatric Bulletin*, 17, 673–674.

Bateson, G., Jackson, D. and Haley, J. (1956) Towards a theory of schizophrenia, *Behavioral Science*, 1, 251–264.

Beck, J. and Worthen, K. (1972) Precipitating stress, crisis theory, and hospitalization in schizophrenia and depression, *Archives of General Psychiatry*, 26, 123–129.

Bell, M. D., Lysacker, P. H. and Milstein, R. M. (1996) Clinical benefits of paid work activity in schizophrenia, *Schizophrenia Bulletin*, 22, 51–67.

Benes, F. M., McSparren, J. M., Bird, E. D., *et al.* (1991) Deficits in small interneurons in prefrontal and cingulate cortices of schizophrenic and schizoaffective patients, *Archives of General Psychiatry*, 48, 996–1001.

Bennedsen, B. E., Mortensen, P. B., Olesen, A. V. and Henriksen, T. B. (1999) Preterm birth and intrauterine growth retardation among children of women with schizophrenia, *British Journal of Psychiatry*, 175, 239–245.

Bennett, R. (1995) The crisis home program of Dane County. In Warner, R. (ed.) *Alternatives to Hospital for Acute Psychiatric Treatment*, American Psychiatric Press, Washington, DC, pp. 227–236.

Bentinck, C. (1967) Opinions about mental illness held by patients and relatives, *Family Process*, 6, 193–207.

Bentz, W. K., Edgerton, J. W. and Kherlopian, M. (1969) Perceptions of mental illness among people in a rural area, *Mental Hygiene*, 53, 459–465.

Berkowitz, R., Kuipers, L., Eberlein-Fries, R., *et al.* (1981) Lowering expressed emotion in relatives of schizophrenics, *New Directions in Mental Health Services*, 12, 27–48.

Berndt, E. R. (1991) *The Practice of Econometrics: Classic and Contemporary*, Addison-Wesley, Reading, Mass.

Binder, R. L. (1979) The use of seclusion on an inpatient crisis intervention unit, *Hospital and Community Psychiatry*, 30, 266–269.

Binitie, A. O. (1971) Attitude of educated Nigerians to psychiatric illness, *Acta Psychiatrica Scandinavica*, 46, 391–398.

Black, D. W., Warrack, G. and Winokur, G. (1985) The Iowa record-linkage study. I. Suicide and accidental deaths among psychiatric patients, *Archives of General Psychiatry*, 42, 71–75.

Bloom, B. (1985) Personal communication.

Bloom, B. L. (1988) *Health Psychology: A Psychosocial Perspective*, Prentice-Hall, Englewood Cliffs, NJ.

Bohlen, A. C. (1996) For young Italians, there's no place like home. In *International Herald Tribune*, Paris, France, March 14, p. 1.

Bond, G. R. (1984) An economic analysis of psychosocial rehabilitation, *Hospital and Community Psychiatry*, 35, 356–362.

Bond, G. R., Dietzen, L. L., Vogler, K., Katuin, C., McGrew, J. H. and Miller, L. D. (1995) Toward a framework for evaluating costs and benefits of psychiatric rehabilitation: three case examples, *Journal of Vocational Rehabilitation*, 5, 75–88.

参考文献 *155*

Bond, G. R., Drake, R. E., Mueser, K. T., *et al.* (1997) An update on supported employment for people with severe mental illness, *Psychiatric Services*, 48, 335–346.

Borenstein, A. B. (1992) Public attitudes towards persons with mental illness, *Health Affairs*, Fall, 186–196.

Bourgeois, P. (1995) Crossing Place, Washington, DC: working with people in acute crisis. In Warner, R. (ed.) *Alternatives to Hospital for Acute Psychiatric Treatment*, American Psychiatric Press, Washington, DC, pp. 37–54.

Bowers, M. B. (1987) The role of drugs in the production of schizophreniform psychoses and related disorders. In Meltzer, H. Y. (ed.) *Psychopharmacology: The Third Generation of Progress*, Raven Press, New York.

Boydall, K. M., Trainor, J. M. and Pierri, A. M. (1989) The effect of group homes for the mentally ill on residential property values, *Hospital and Community Psychiatry*, 40, 957–958.

Boyles, P. (1988) Mentally ill gain a foothold in working world. In *Boston Sunday Globe*, June 5.

Braceland, F. J. (1975) Rehabilitation. In Arieti, S. (ed.) *American Handbook of Psychiatry*, Vol. 5, Basic Books, New York, pp. 683–700.

Brenner, M. H. (1973) *Mental Illness and the Economy*, Harvard University Press, Cambridge, Mass.

Brockington, I. F., Hall, P., Levings, J., *et al.* (1993) The community's tolerance of the mentally ill, *British Journal of Psychiatry*, 162, 93–99.

Bromberg, W. (1975) *From Shaman to Psychotherapist: A History of the Treatment of Mental Illness*, Henry Regnery, Chicago.

Brown, G. W. and Birley, J. L. T. (1968) Crises and life changes and the onset of schizophrenia, *Journal of Health and Social Behavior*, 9, 203–214.

Brown, G. W., Carstairs, G. M. and Topping, G. (1958) Post-hospital adjustment of chronic mental patients, *Lancet*, ii, 685–689.

Brown, G. W., Birley, J. L. T. and Wing, J. K. (1972) Influence of family life on the course of schizophrenic disorders: a replication, *British Journal of Psychiatry*, 121, 248–258.

Brown, V. B., Ridgely, M. S., Pepper, B., *et al.* (1989) The dual crisis: mental illness and substance abuse, *American Psychologist*, 44, 565–569.

Buckley, P., Thompson, P., Way, L., *et al.* (1994) Substance abuse among patients with treatment-resistant schizophrenia: characteristics and implications for clozapine therapy, *American Journal of Psychiatry*, 151, 385–389.

Burk, J. P. and Sher, K. J. (1990) Labeling the child of an alcoholic: negative stereotyping by mental health professionals and peers, *Journal of Studies on Alcohol*, 51, 156–163.

Burtless, G. and Hausman, J. (1978) The effects of taxation on labor supply: evaluating the Gary Income Maintenance Experiment, *Journal of Political Economy*, 86, 1103–1130.

Caplan, G. (1963) *Principles of Preventive Psychiatry*, Basic Books, New York.

Carpenter, M. D., Mulligan, J. C., Bader, I. A., *et al.* (1985) Multiple admissions to an urban psychiatric center, *Hospital and Community Psychiatry*, 31, 397–400.

Carpenter, W. T., McGlashan, T. H. and Strauss, J. S. (1977) The treatment of acute schizophrenia without drugs: an investigation of some current assumptions, *American Journal of Psychiatry*, 134, 14–20.

Chadwick, P. K. (1997) *Schizophrenia: The Positive Perspective: In Search of Dignity for Schizophrenic People*, Routledge, London.

Cheek, F. E. (1965) Family interaction patterns and convalescent adjustment of the schizophrenic, *Archives of General Psychiatry*, 13, 138–147.

Ciompi, L. (1980) Catamnestic long-term study on the course of life and aging of schizophrenics, *Schizophrenia Bulletin*, 6, 606–618.

Ciompi, L., Dauwalder, H-P., Maier, C., et al. (1995) The pilot project "Soteria Berne": clinical experiences and results. In Warner, R. (ed.) *Alternatives to the Hospital for Acute Psychiatric Treatment*, American Psychiatric Press, Washington, DC, pp. 133–151.

Clark, D. H. (1974) *Social Therapy in Psychiatry*, Penguin, Baltimore.

Closer Look Creative (1999) Open the Doors. Video for World Psychiatric Association Programme to Reduce Stigma and Discrimination because of Schizophrenia, Closer Look Creative, Chicago.

Cockerham, W. C. (1981) *Sociology of Mental Disorder*, Prentice-Hall, Englewood Cliffs, NJ.

Cohen, L. (1955) Vocational planning and mental illness, *Personnel and Guidance Journal*, 34, 28–32.

Cohen, S. (1960) Lysergic acid diethylamide: side effects and complications, *Journal of Nervous and Mental Disease*, 130, 30–40.

Consumer Health Sciences (1997) *The Schizophrenia Patient Project: Brief Summary of Results – September 1997*, Consumer Health Sciences, Princeton, NJ.

Craig, T. J., Lin, S. P., El-Defrawi, M. H., et al. (1985) Clinical correlates of readmission in a schizophrenic cohort, *Psychiatric Quarterly*, 57, 5–10.

Creegan, S. (1995) An investigation of vocational programmes in North America, *British Journal of Occupational Therapy*, 58, 9–13.

Crocetti, G., Spiro, J. R. and Siassi, I. (1971) Are the ranks closed? Attitudinal social distance and mental illness, *American Journal of Psychiatry*, 127, 1121–1127.

Crumpton, E., Weinstein, A. D., Acker, C. W., et al. (1967) How patients and normals see the mental patient, *Journal of Clinical Psychology*, 23, 46–49.

Cumming, E. and Cumming, J. (1957) *Closed Ranks: An Experiment in Mental Health Education*, Harvard University Press, Cambridge, Mass.

Dalman, C., Allebeck, P., Cullberg, J., Grunewald, C. and Koster, M. (1999) Obstetric complications and the risk of schizophrenia, *Archives of General Psychiatry*, 56, 234–240.

D'Arcy, C. and Brockman, J. (1976) Changing public recognition of psychiatric symptoms? Blackfoot revisited, *Journal of Health and Social Behavior*, 17, 302–310.

de Girolamo, G. (1998) Personal communication.

Dixon, L., Lyles, A., Scott, J., *et al.* (1999) Services to families of adults with schizophrenia: from treatment recommendations to dissemination, *Psychiatric Services*, 50, 233–238.

Doherty, E. G. (1975) Labeling effects in psychiatric hospitalization: a study of diverging patterns of inpatient self-labeling processes, *Archives of General Psychiatry*, 32, 562–568.

Drake, R. E. and Wallach, M. A. (1989) Substance abuse among the chronically mentally ill, *Hospital and Community Psychiatry*, 40, 1041–1046.

Drake, R. E., Becker, D. R., Biesanz, J. C., *et al.* (1994) Partial hospitalization versus supported employment: I. Vocational outcomes, *Community Mental Health Journal*, 30, 519–532.

Drury, V., Birchwood, M., Cochrane, R., *et al.* (1996a) Cognitive therapy and recovery from acute psychosis: a controlled trial: I. Impact on psychotic symptoms, *British Journal of Psychiatry*, 169, 593–601.

Drury, V., Birchwood, M., Cochrane, R., *et al.* (1996b) Cognitive therapy and recovery from acute psychosis: a controlled trial: II. Impact on recovery time, *British Journal of Psychiatry*, 169, 602–607.

Dyck, D. G., Short, R. and Vitaliano, P. P. (1999) Predictors of burden and infectious illness in schizophrenia caregivers, *Psychosomatic Medicine*, 61, 411–419.

Eagles, J. M. (1991) The relationship between schizophrenia and immigration: are there alternatives to psychosocial models? *British Journal of Psychiatry*, 159, 783–789.

Ellis, W. C. (1838) *A Treatise on the Nature, Symptoms, Causes, and Treatment of Insanity*, Samuel Holdsworth, London.

Erinosho, O. A. and Ayonrinde, A. (1981) Educational background and attitude to mental illness among the Yoruba in Nigeria, *Human Relations*, 34, 1–12.

Faccincani, C., Mignolli, G. and Platt, S. (1990) Service utilization, social support and psychiatric status in a cohort of patients with schizophrenic psychoses: a 7-year follow-up study, *Schizophrenia Research*, 3, 139–146.

Fadden, G., Bebbington, P. and Kuipers, L. (1987) The burden of care: the impact of functional psychiatric illness on the patient's family, *British Journal of Psychiatry*, 150, 285–292.

Fairweather, G. W., Sanders, D. H., Maynard, H., *et al.* (1969) *Community Life for the Mentally Ill*, Aldine, Chicago.

Falloon, I. R. H., Boyd, J. L., McGill, C. W., *et al.* (1982) Family management in the prevention of exacerbations of schizophrenia: a controlled study, *New England Journal of Medicine*, 306, 1437–1440.

Falloon, I. R. H., Boyd, J. L. and McGill, C. W. (1984) *Family Care of Schizophrenia*, Guilford Press, New York.

Falloon, I. R. H., Graham-Hole, V. and Woodroffe, R. (1993) Stress and health of informal carers of people with chronic mental disorders, *Journal of Mental Health*, 2, 165–173.

Farina, A. and Felner, R. D. (1973) Employment interviewer reactions to former mental patients, *Journal of Abnormal Psychology*, 82, 268–272.

Feinberg, I. (1983) Schizophrenia: caused by a fault in programmed synaptic elimination during adolescence? *Journal of Psychiatric Research*, 17, 319–334.

Fioritti, A., Ferri, S., Galassi, L., *et al.* (1997) Substance use among the mentally ill: a comparison of Italian and American samples, *Community Mental Health Journal*, 33, 429–442.

Frean, A. (1997) EastEnders praised for breaking taboo on schizophrenia. In *The Times*, London, May 10.

Freedman, R. (1999) Personal communication.

Freedman, R., Coon, H., Myles-Worsley, M., *et al.* (1997) Linkage of a neurophysiological deficit in schizophrenia to a chromosome 15 locus, *Proceedings of the National Academy of Sciences of the USA*, 94, 587–592.

Freeman, H. E. and Simmons, O. G. (1963) *The Mental Patient Comes Home*, Wiley, New York.

Fromkin, K. R. (1985) Gender differences among chronic schizophrenics in the perceived helpfulness of community-based treatment programs. Department of Psychology, University of Colorado, Boulder.

Fromm-Reichmann, F. (1948) Notes on the development of treatment of schizophrenia by psychoanalytic psychotherapy, *Psychiatry*, 11, 263–273.

Garety, P., Fowler, D., Kuipers, E., *et al.* (1998) London–East Anglia randomized controlled trial of cognitive-behavioral therapy for psychosis. II: Predictors of outcome, *British Journal of Psychiatry*, 173, 420–426.

Geddes, J. R. and Lawrie, S. M. (1995) Obstetric complications and schizophrenia, *British Journal of Psychiatry*, 167, 786–793.

Geller, J. L., Brown, J-M., Fisher, W. H., *et al.* (1998) A national survey of "consumer empowerment" at the state level, *Psychiatric Services*, 49, 498–503.

Gerbner, G., Gross, L., Morgan, M., *et al.* (1981) Health and medicine on television, *New England Journal of Medicine*, 305, 901–904.

Giovannoni, J. M. and Ullman, L. P. (1963) Conceptions of mental health held by psychiatric patients, *Journal of Clinical Psychology*, 19, 398–400.

Goldberg, S. C., Schooler, N. R., Hogarty, G. E., *et al.* (1977) Prediction of relapse in schizophrenic outpatients treated by drug and sociotherapy, *Archives of General Psychiatry*, 34, 297–307.

Gottesman, I. (1991) *Schizophrenia Genesis: The Origins of Madness*, Freeman, New York.

Gove, W. R. (1975) Labelling and mental illness. In Gove, W. R. (ed.) *The Labelling of Deviance: Evaluating a Perspective*, Halsted, New York.

Granger, D. (1994) Recovery from mental illness: a first-person perspective of an emerging paradigm. Presented at the First National Forum on Recovery from Mental Illness, Ohio.

Greenberg, J. S., Greenley, J. R. and Benedict, P. (1994) Contributions of persons with serious mental illness to their families, *Hospital and Community Psychiatry*, 45, 475–480.

Griffiths, R., White, M. and Stonehouse, M. (1989) Ethnic differences in birth statistics from central Birmingham, *British Medical Journal*, 298, 94–95.

Gulbinat, W., Dupont, A. Jablensky, A., *et al.* (1992) Cancer incidence of schizophrenic patients: results of record-linkage studies in three countries, *British Journal of Psychiatry*, 161 (suppl.), 75–85.

Gupta, S. and Murray, R. M. (1991) The changing incidence of schizophrenia: fact or artifact? *Directions in Psychiatry*, 11, 1–8.

Hall, P., Brockington, I. F., Levings, J., *et al.* (1993) A comparison of responses to the mentally ill in two communities, *British Journal of Psychiatry*, 162, 99–108.

Hambrecht, M. and Hafner, H. (1995) Substance abuse or schizophrenia: which comes first? In *World Psychiatric Association Section of Epidemiology and Community Psychiatry Symposium*, New York City.

Hirsch, S. and Leff, J. (1975) *Abnormality in Parents of Schizophrenics*, Oxford University Press, London.

Hoffman, R. E. and McGlashan, T. H. (1997) Synaptic elimination, neurodevelopment, and the mechanism of hallucinated "voices" in schizophrenia, *American Journal of Psychiatry*, 154, 1683–1689.

Hultman, C. M., Sparen, P., Takei, N., *et al.* (1999) Prenatal and perinatal risk factors for schizophrenia, affective psychosis, and reactive psychosis of early onset: case control study, *British Medical Journal*, 318, 421–426.

Huttenlocher, P. R. (1979) Synaptic density in the human frontal cortex – developmental changes and effects of aging, *Brain Research*, 163, 195–205.

Indian Council of Medical Research (1988) *Multicentred Collaborative Study of Factors Associated with Cause and Outcome of Schizophrenia*, Indian Council of Medical Research, New Delhi, India.

Jablensky, A., Sartorius, N., Ernberg, G., *et al.* (1992) Schizophrenia: manifestations, incidence and course in different cultures: a World Health Organization ten-country study, *Psychological Medicine*, suppl. 20.

Jacobs, H. E., Wissusik, D., Collier, R., *et al.* (1992) Correlations between psychiatric disabilities and vocational outcome, *Hospital and Community Psychiatry*, 43, 365–369.

Jenkins, J. H. and Schumacher, J. G. (1999) Family burden of schizophrenia and depressive illness: specifying the effects of ethnicity, gender and social ecology, *British Journal of Psychiatry*, 174, 31–38.

Jerrell, J. M. and Ridgely, M. R. (1995) Comparative effectiveness of three approaches to serving people with severe mental illness and substance abuse disorders, *Journal of Nervous and Mental Disease*, 183, 566–576.

Johnston, L. D., O'Malley, P. M. and Bachman, J. G. (1989) *Drug Use, Drinking and Smoking: National Survey Results from High School, College, and Young Adult Populations 1975–1988*, National Institute on Drug Abuse, Rockville, MD.

Jones, K. (1972) *A History of Mental Health Services*, Routledge & Kegan Paul, London.

Jones, M. (1968) *Social Psychiatry in Practice: The Idea of the Therapeutic Community*, Penguin, Baltimore.

Jones, P. B., Rantakallio, P., Hartikainen, A-L., Isohanni, M. and Sipila, P. (1998) Schizophrenia as a long-term outcome of pregnancy, delivery, and perinatal complications: a 28-year follow-up of the 1996 north Finland general population birth cohort, *American Journal of Psychiatry*, 155, 355–364.

Kakutani, K. (1998) New Life Espresso: report on a business run by people with psychiatric disabilities, *Psychiatric Rehabilitation Journal*, 22, 111–115.

Kavanagh, D. J. (1992) Recent developments in expressed emotion and schizophrenia, *British Journal of Psychiatry*, 160, 601–620.

Kelly, R. H., Danielsen, B. H., Golding, J. M., *et al.* (1999) Adequacy of prenatal care among women with psychiatric diagnoses giving birth in California in 1994 and 1995, *Psychiatric Services*, 50, 1584–1590.

Kennard, D. (1974) The newly admitted psychiatric patient as seen by self and others, *British Journal of Medical Psychology*, 47, 27–41.

Kirszner, M. L., McKay, C. D. and Tippett, M. L. (1991) Homeless and mental health replication of the PACT model in Delaware. Proceedings of the Second Annual Conference on State Mental Health Agency Services Research, NASMHPD Research Institute, Alexandria, Va., pp. 68–82.

Kreisman, D. E. and Joy, V. D. (1974) Family response to the mental illness of a relative: a review of the literature, *Schizophrenia Bulletin*, 10, 34–57.

Kuipers, E., Garety, P., Fowler, D., *et al.* (1997) London–East Anglia randomized controlled trial of cognitive-behavioral therapy for psychosis. I: Effects of the treatment phase, *British Journal of Psychiatry*, 171, 319–327.

Kuipers, E., Fowler, D., Garety, P., *et al.* (1998) London–East Anglia randomised controlled trial of cognitive-behaviour therapy for psychosis. II: follow-up and economic evaluation at 18 months, *British Journal of Psychiatry*, 173, 61–68.

Laing, R. D. and Esterton, A. (1970) *Sanity, Madness and the Family: Families of Schizophrenics*, Penguin Books, Baltimore.

Lamy, R. E. (1966) Social consequences of mental illness, *Journal of Consulting Psychology*, 30, 450–455.

Latimer, E. (1999) Economic impacts of assertive community treatment: a review of the literature, *Canadian Journal of Psychiatry*, 44, 443–454.

Lecomte, T., Wilde, J. B. and Wallace, C. J. (1999) Mental health consumers as peer interviewers, *Psychiatric Services*, 50, 693–695.

Leff, J. (1996) Working with families of schizophrenic patients: effects on clinical and social outcomes. In Moscarelli, M., Rupp, A. and Sartorius, N. (eds) *Handbook of Mental Health Economics: Volume I. Schizophrenia*, Wiley, New York, pp. 261–270.

Leff, J. P. and Vaughn, C. E. (1980) The interaction of life events and relatives' expressed emotion in schizophrenia and depressive neurosis, *British Journal of Psychiatry*, 136, 146–153.

Leff, J. and Vaughn, C. (1981) The role of maintenance therapy and relatives' expressed emotion in relapse in schizophrenia, *British Journal of Psychiatry*, 139, 102–104.

Leff, J. and Vaughn, C. (1985) *Expressed Emotion in Families*, Guilford Press, New York.

Lefley, H. P. (1987) Impact of mental illness in families of mental health professionals, *Journal of Nervous and Mental Disease*, 175, 613–619.

Lemkau, P. V. and Crocetti, G. M. (1962) An urban population's opinions and knowledge about mental illness, *American Journal of Psychiatry*, 118, 692–700.

Lidz, T., Fleck, S. and Cornelison, A. (1965) *Schizophrenia and the Family*, International Universities Press, New York.

Link, B. G., Cullen, F. T., Frank, J., *et al.* (1987) The social rejection of former mental patients: understanding why labels matter, *American Journal of Sociology*, 92, 1461–1500.

Link, B. G., Struening, E., Rahav, M., *et al.* (1997) On stigma and its consequences: evidence from a longitudinal study of dual diagnoses of mental illness and substance abuse, *Journal of Health and Social Behavior*, 38, 177–190.

Linszen, D. H., Dingemans, P. M. and Lenior, M. E. (1994) Cannabis abuse and the course of recent-onset schizophrenic disorders, *Archives of General Psychiatry*, 51, 273–279.

Lopez-Ibor, J. J. (1999) Personal communication.

Lysaker, P. and Bell, M. (1995) Work performance over time for people with schizophrenia, *Psychosocial Rehabilitation Journal*, 18, 141–145.

McCreadie, R. G. and Kelly, C. (2000) Patients with schizophrenia who smoke: private disaster, public resource, *British Psychiatry*, 176, 109.

McFarlane, W. R. (ed.) (1983) *Family Therapy in Schizophrenia*, Guilford Press, New York.

McFarlane, W. R., Stastny, P. and Beakins, S. (1992) Family aided assertive community treatment: a comprehensive rehabilitation and intensive case management approach for persons with schizophrenic disorders, *New Directions in Mental Health Services*, 53, 43–54.

MacGregor, S. N., Keith, L. G., Bachicha, J. A., *et al.* (1989) Cocaine abuse during pregnancy: correlation between prenatal care and perinatal outcome, *American Journal of Obstetrics and Gynecology*, 74, 882–885.

McNeil, T. F. (1988) Obstetric factors and perinatal injuries. In Tsuang, M. T. and Simpson, J. C. (eds) *Handbook of Schizophrenia: Nosology, Epidemiology and Genetics*, Elsevier Publishers, New York.

McNeil, T. F., Cantor-Graae, E. and Weinberger, D. R. (2000) Relationship of obstetric complications and differences in size of brain structures in monozygotic twin pairs discordant for schizophrenia, *American Journal of Psychiatry*, 157, 203–212.

Maddi, S. (1981) The existential neurosis, *Journal of Abnormal Psychology*, 72, 311–325.

Madianos, M., Economou, M., Hatjiandreou, M., *et al.* (in press) Changes in public attitudes towards mental illness in the Athens region (1979/1980–1994), *Acta Psychiatrica Scandinavica*.

Malleson, N. (1971) Acute adverse reactions to LSD in clinical and experimental use in the United Kingdom, *British Journal of Psychiatry*, 118, 229–230.

Mandiberg, M. (1999) The sword of reform has two sharp edges: normalcy, normalization, and the destruction of the social group, *New Directions for Mental Health Services*, 83, 31–44.

Manis, M., Houts, P. S. and Blake, J. B. (1963) Beliefs about mental illness as a function of psychiatric status and psychiatric hospitalization, *Journal of Abnormal and Social Psychology*, 67, 226–233.

Marcelis, M., van Os, J., Sham, P., *et al.* (1998) Obstetric complications and familial morbid risk of psychiatric disorders, *American Journal of Medical Genetics*, 81, 29–36.

Marinoni, A., Boidi, G., Botto, G., *et al.* (1996) Prezentazione dei primi dati di follow-up a 5 anni della ricerca sulla schizofrenia in Liguria. Presented at *Il Decorso della Schizofrenia: Studi sul Follow-up*, Genoa, Italy, June 6.

Market and Opinion Research International (1997) *Attitudes Towards Schizophrenia: A Survey of Public Opinions*. Study conducted for Fleishman Hillard Eli Lilly, September.

Markowitz, F. E. (1998) The effects of stigma on the psychological well-being and life satisfaction of persons with mental illness, *Journal of Health and Social Behavior*, 39, 335–347.

Masterson, E. and O'Shea, B. (1984) Smoking and malignancy in schizophrenia, *British Journal of Psychiatry*, 145, 429–432.

Mattson, M. R. and Sacks, M. H. (1983) Seclusion: uses and complications, *American Journal of Psychiatry*, 135, 1210–1213.

Mehta, S. I. and Farina, A. (1988) Associative stigma: perceptions of the difficulties of college-aged children of stigmatized fathers, *Journal of Social and Clinical Psychology*, 7, 192–202.

Meisel, J., McGowan, M., Patotzka, D. and Madison, K. (1993) *Evaluation of AB 3777 Client and Cost Outcomes: July 1990 through March 1992*. California Department of Mental Health, Sacramento, Calif.

Meltzer, H. Y. and Stahl, S. M. (1976) The dopamine hypothesis of schizophrenia: a review, *Schizophrenia Bulletin*, 2, 19–76.

Merzel, C. (1991) Rethinking empowerment, *Health/PAC Bulletin*, Winter, 5–6.

Meyer, J. K. (1964) Attitudes toward mental illness in a Maryland community, *Public Health Reports*, 79, 769–772.

Miller, D. and Dawson, W. H. (1965) Effects of stigma on re-employment of ex-mental patients, *Mental Hygiene*, 49, 281–287.

Moffit, R. (1990) The econometrics of kinked budget constraints, *Journal of Economic Perspectives*, 4, 119–139.

Monahan, J. and Arnold, J. (1996) Violence by people with mental illness: a consensus statement by advocates and researchers, *Psychiatric Rehabilitation Journal*, 19, 67–70.

Mosher, L. R. (1995) The Soteria Project: the first generation American alternatives to psychiatric hospitalization. In Warner, R. (ed.) *Alternatives to Hospital for Acute Psychiatric Treatment*, American Psychiatric Press, Washington, DC, pp. 111–129.

Mosher, L. and Burti, L. (1989) *Community Mental Health: Principles and Practice*, Norton, New York.

Mueser, K. T., Yarnold, P. R., Levinson, D. F., *et al*. (1990) Prevalence of substance abuse in schizophrenia: demographic and clinical correlates, *Schizophrenia Bulletin*, 16, 31–56.

Mueser, K. T., Bond, G. R., Drake, R. E., *et al*. (1998) Models of community care for severe mental illness: a review of research on case management, *Schizophrenia Bulletin*, 24, 37–74.

Mueser, K. T., Yarnold, P. R., Rosenberg, S. D., *et al*. (in press) Substance use disorder in hospitalized severely mentally ill psychiatric patients: prevalence, correlates, and subgroups, *Schizophrenia Bulletin*.

Nestoros, J. N. (1980) Benzodiazepines in schizophrenia: a need for a reassessment, *International Pharmacopsychiatry*, 15, 171–179.

Neugeboren, J. (1997) *Imagining Robert: My Brother, Madness, and Survival*, William Morrow, New York.

Noordsy, D. L., Schwab, B., Fox, L., *et al*. (1996) The role of self-help programs in the rehabilitation of persons with severe mental illness and substance use disorders, *Community Mental Health Journal*, 32, 71–81.

Nunally, J. C. (1961) *Popular Conceptions of Mental Health: Their Development and Change*, Holt, Rinehart & Winston, New York.

Office of National Statistics (1995) *Labour Force Survey*. Office of National Statistics, London.

O'Grady, T. J. (1996) Public attitudes to mental illness, *British Journal of Psychiatry*, 168, 652.

Olmsted, D. W. and Durham, K. (1976) Stability of mental health attitudes: a semantic differential study, *Journal of Health and Social Behavior*, 17, 35–44.

Page, S. (1977) Effects of the mental illness label in attempts to obtain accommodation, *Canadian Journal of Behavioural Science*, 9, 85–90.

Page, S. (1980) Social responsiveness toward mental patients: the general public and others, *Canadian Journal of Psychiatry*, 25, 242–246.

Pai, S. and Kapur, R. L. (1983) Evaluation of home care treatment for schizophrenic patients, *Acta Psychiatrica Scandinavica*, 67, 80–88.

Parashos, J. (1998) *Athenians' Views on Mental and Physical Illness*, Lundbeck Hellas, Athens.

Parker, G. and Hadzi-Pavlovic, D. (1990) Expressed emotion as a predictor of schizophrenic relapse: an analysis of aggregated data, *Psychological Medicine*, 20, 961–965.

Paul, G. L., Tobias, L. L. and Holly, B. L. (1972) Maintenance psychotropic drugs in the presence of active treatment programs: a "triple blind" withdrawal study with long-term mental patients, *Archives of General Psychiatry*, 27, 106–115.

Paykel, E. S., Tylee, A., Wright, A., *et al*. (1997) The Defeat Depression Campaign: psychiatry in the public arena, *American Journal of Psychiatry*, 154, suppl. 6, 59–65.

Paykel, E. S., Hart, D. and Priest, R. G. (1998) Changes in public attitudes to depression during the Defeat Depression Campaign, *British Journal of Psychiatry*, 173, 519–522.

Penn, D. L. and Martin, J. (1998) The stigma of severe mental illness: some potential solutions for a recalcitrant problem, *Psychiatric Quarterly*, 69, 235–247.

Penn, D. L., Guynan, K., Daily, T., et al. (1994) Dispelling the stigma of schizophrenia: what sort of information is best? *Schizophrenia Bulletin*, 20, 567–578.

Phelan, J. C., Bromet, E. J. and Link, B. G. (1988) Psychiatric illness and family stigma, *Schizophrenia Bulletin*, 24, 115–126.

Phillips, D. L. (1966) Public identification and acceptance of the mentally ill, *American Journal of Public Health*, 56, 755–763.

Philo, G. (1994) Media images and popular beliefs, *Psychiatric Bulletin*, 18, 173–174.

Piccione, S. (1999) Carico familiare del paziente con diagnosi di schizofrenia: confronto Italia-Usa e review della letteratura. Unpublished dissertation, Department of Psychology, University of Bologna, Bologna, Italy.

Polak, P. and Warner, R. (1996) The economic life of seriously mentally ill people in the community, *Psychiatric Services*, 47, 270–274.

Polak, P. R., Kirby, M. W. and Deitchman, W. S. (1995) Treating acutely ill psychotic patients in private homes. In Warner, R. (ed.) *Alternatives to Hospital for Acute Psychiatric Treatment*, American Psychiatric Press, Washington, DC, pp. 213–223.

Prabhu, G. C., Raghuram, A., Verma, N., et al. (1984) Public attitudes toward mental illness: a review, *NIMHANS Journal*, 2, 1–14.

Provencher, H. L. and Mueser, K. T. (1997) Positive and negative symptom behaviors and caregiver burden in the relatives of persons with schizophrenia, *Schizophrenia Research*, 26, 71–80.

Quadagno, J. S. and Antonio, R. J. (1975) Labeling theory as an over-socialized conception of man: the case of mental illness, *Sociology and Social Research*, 60, 33–45.

Rabkin, J. G. (1980) Determinants of public attitudes about mental illness: summary of the research literature. Presented at the National Institute of Mental Health Conference on Stigma Toward the Mentally Ill, Rockville, MD., January, 24–25.

Rabkin, J. G. (1982) Stress and psychiatric disorders. In Goldberger, L. and Breznitz, S. (eds) *Handbook of Stress: Theoretical and Clinical Aspects*, Free Press, New York, pp. 566–584.

Racine, A., Joyce, T. and Anderson, R. (1993) The association between prenatal care and birth weight among women exposed to cocaine in New York City, *Journal of the American Medical Association*, 270, 1581–1586.

Read, J. and Baker, S. (1996) *Not Just Sticks and Stones: A Survey of the Stigma, Taboos and Discrimination Experienced by People with Mental Health Problems*, Mind, London.

Reda, S. (1995) Attitudes towards community mental health care of residents in north London, *Psychiatric Bulletin*, 19, 731–733.

Regier, D. A., Farmer, M. E., Rae, D. S., *et al.* (1990) Comorbidity of mental disorders and alcohol and other drug use: results from the Epidemiologic Catchment Area (ECA) study, *Journal of the American Medical Association*, 264, 2511–2518.

Reinhard, S. C. (1994) Living with mental illness: effects of professional support and personal control on caregiver burden, *Research in Nursing and Health*, 17, 79–88.

Repper, J., Sayce, L., Strong, S., *et al.* (1997) *Tall Stories from the Backyard: A Survey of "Nimby" Opposition to Community Mental Health Facilities, Experienced by Key Service Providers in England and Wales*, Mind, London.

Rice, D. P. and Miller, L. S. (1996) The economic burden of schizophrenia: conceptual and methodological issues, and cost estimates. In Moscarelli, M., Rupp, A. and Sartorius, N. (eds) *Handbook of Mental Health Economics: Volume I. Schizophrenia*, Wiley, New York, pp. 321–334.

Rin, H. and Lin, T. (1962) Mental illness among Formosan aborigines as compared with the Chinese in Taiwan, *Journal of Mental Science*, 108, 134–146.

Robert Wood Johnson Foundation (1990) *Public Attitudes Toward People with Chronic Mental Illness*, The Robert Wood Johnson Foundation Program on Chronic Mental Illness, New Jersey.

Roberts, J. D. and Ward, I. M. (1987) *Commensurate Wage Determination for Service Contracts*, Ohio Industries for the Handicapped, Columbus, Ohio.

Robinson, J. P. and Shaver, P. R. (1969) *Measures of Social Psychological Attitudes*, Institute for Social Research, Ann Arbor, Mich.

Rogers, E. M. (1995) *Diffusion of Innovations*, Free Press, New York.

Rogers, E. M. (1996) The field of health communication today: an up-to-date report, *Journal of Health Communication*, 1, 15–23.

Rogers, E. M., Dearing, J. H., Rao, N., *et al.* (1995) Communication and community in a city under siege: the AIDS epidemic in San Francisco, *Communication Research*, 22, 664–677.

Rogers, E. S., Sciarappa, K., MacDonald-Wilson, K. and Danley, K. (1995) A benefit-cost analysis of a supported employment model for persons with psychiatric disabilities, *Evaluation and Program Planning*, 18, 105–115.

Rosenhan, D. L. (1973) On being sane in insane places, *Science*, 179, 250–258.

Sacker, A., Done, D. J. and Crow, T. J. (1996) Obstetric complications in children born to parents with schizophrenia: a meta-analysis of case-control studies, *Psychological Medicine*, 26, 279–287.

Safer, D. J. (1985) Substance abuse by young adult chronic patients, *Hospital and Community Psychiatry*, 38, 853–858.

Sartorius, N. (1997) Fighting schizophrenia and its stigma: a new World Psychiatric Association educational programme, *British Journal of Psychiatry*, 170, 297.

Sathyavathi, K., Dwarki, B. R. and Murthy, H. N. (1971) Conceptions of mental health, *Transactions of All India Institute of Mental Health*, 11, 37–49.

Sayce, L. (1998) Stigma, discrimination and social exclusion: what's in a word? *Journal of Mental Health*, 7, 331–343.

Scazufca, M. and Kuipers, E. (1996) Links between expressed emotion and burden of care in relatives of patients with schizophrenia, *British Journal of Psychiatry*, 168, 580–587.

Scheff, T. J. (1966) *Being Mentally Ill: A Sociological Theory*, Aldine, Chicago.

Scheper-Hughes, N. (1979) *Saints, Scholars and Schizophrenics: Mental Illness in Rural Ireland*, University of California Press, Berkeley.

Schneier, F. R. and Siris, S. G. (1987) A review of psychoactive substance use and abuse in schizophrenia: patterns of drug choice, *Journal of Nervous and Mental Disease*, 175, 641–652.

Schony, W. (1999) Personal communication.

Sedgwick, P. (1982) *Psycho Politics*, Harper & Row, New York.

Shain, R. E. and Phillips, J. (1991) The stigma of mental illness: labeling and stereotyping in the news. In Wilkins, L. and Patterson, P. (eds) *Risky Business: Communicating Issues of Science, Risk and Public Policy*, Greenwood Press, Westport, Conn.

Sham, P. C., O'Callaghan, E., Takei, N., et al. (1992) Schizophrenia following pre-natal exposure to influenza epidemics between 1939 and 1960, *British Journal of Psychiatry*, 160, 461–466.

Sherman, P. S. and Porter, R. (1991) Mental health consumers as case manager aides, *Hospital & Community Psychiatry*, 42, 494–498.

Silvestri, F. (1997) Personal communication.

Sladen-Dew, N., Young, A. M., Parfitt, H., et al. (1995) Short-term acute psychiatric treatment in the community: the Vancouver experience. In Warner, R. (ed.) *Alternatives to Hospital for Acute Psychiatric Treatment*, American Psychiatric Press, Washington, DC, pp. 21–34.

Sologg, P. H. (1978) Behavioral precipitants of restraint in the modern milieu, *Comprehensive Psychiatry*, 19, 179–184.

Star, S. (1955) The public's idea about mental illness. Presented at the National Association for Mental Health meeting, Chicago, Ill., November.

Steadman, H. and Cocozza, J. (1978) Selective reporting and the public's misconceptions of the criminally insane, *Public Opinion Quarterly*, 41, 523–533.

Stein, L. I. and Test, M. A. (1980) Alternative to mental hospital treatment: I. Conceptual model, treatment program, and clinical evaluation, *Archives of General Psychiatry*, 37, 392–397.

Strauss, J. S. and Carpenter, W. T. (1981) *Schizophrenia*, Plenum, New York.

Sturgeon, D., Kuipers, L., Berkowitz, R., et al. (1981) Psychophysiological responses of schizophrenic patients to high and low expressed emotion relatives, *British Journal of Psychiatry*, 138, 40–45.

Suddath, R. L., Christison, G. W., Torrey, E. F., et al. (1990) Anatomical abnormalities in the brains of monozygotic twins discordant for schizophrenia, *New England Journal of Schizophrenia*, 322, 789–794.

Surles, R. C., Morrison, B. J., Sheets, J. L., *et al.* (1992) *Buy OMH Directory of Products and Services*. New York State Office of Mental Health Bureau of Psychiatric Rehabilitation Services, Albany, NY.

Swanson, R. M. and Spitzer, S. P. (1970) Stigma and the psychiatric patient career, *Journal of Health and Social Behavior*, 11, 44–51.

Swartz, M. S., Swanson, J. W., Wagner, H. R., *et al.* (1999) Can involuntary outpatient commitment reduce hospital recidivism? Findings from a randomized trial with severely mentally ill individuals, *American Journal of Psychiatry*, 156, 1968–1975.

Tamminga, C. A., Thaker, G. K., Buchanan, R., *et al.* (1992) Limbic system abnormalities identified in schizophrenia using positron emission tomography with fluorodeoxyglucose and neocortical alterations with deficit syndrome, *Archives of General Psychiatry*, 49, 522–530.

Tarrier, N., Vaughn, C. E., Lader, M. H., *et al.* (1979) Bodily reaction to people and events in schizophrenics, *Archives of General Psychiatry*, 36, 311–315.

Tarrier, N., Beckett, R., Harwood, S., *et al.* (1993) A trial of two cognitive-behavioural methods of treating drug-resistant residual psychotic symptoms in schizophrenic patients: I. Outcome, *British Journal of Psychiatry*, 162, 524–532.

Tarrier, N., Wittowski, A., Kinney, C., *et al.* (1999) Durability of the effects of cognitive-behavioural therapy in the treatment of chronic schizophrenia 12-month follow-up, *British Journal of Psychiatry*, 174, 500–504.

Taylor, D. and Warner, R. (1994) Does substance use precipitate the onset of functional psychosis? *Social Work and Social Sciences Review*, 5, 64–75.

Telintelo, S., Kuhlman, T. L. and Winget, C. (1983) A study of the use of restraint in a psychiatric emergency room, *Hospital and Community Psychiatry*, 34, 164–165.

Tennent, F. S. and Groesbeck, C. J. (1972) Psychiatric effects of hashish, *Archives of General Psychiatry*, 27, 133–136.

Terry, P. B., Condie, R. G., Bissenden, J. G. and Keridge, D. F. (1987) Ethnic differences in incidence of very low birth weight and neonatal deaths among normally formed infants, *Archives of Disease of Childhood*, 62, 709–711.

Test, M. A., Wallisch, L. S., Allness, D. J., *et al.* (1989) Substance use in young adults with schizophrenic disorders, *Schizophrenia Bulletin*, 15, 465–476.

Thompson, E. H. and Doll, W. (1982) The burden of families coping with the mentally ill: an invisible crisis, *Family Relations*, 31, 379–388.

Tringo, J. L. (1970) The hierarchy of preference towards disability groups, *Journal of Special Education*, 4, 295–306.

Trute, B. and Segal, S. P. (1976) Census tract predictors and the social integration of sheltered care residents, *Social Psychiatry*, 11, 153–161.

Vaughn, C. E. and Leff, J. P. (1976) The influence of family and social factors on the course of psychiatric illness: a comparison of schizophrenic and depressed neurotic patients, *British Journal of Psychiatry*, 129, 125–137.

Verghese, A. and Beig, A. (1974) Public attitude towards mental illness: the Vellore study, *Indian Journal of Psychiatry*, 16, 8–18.

Wadeson, J. and Carpenter, W. T. (1976) The impact of the seclusion room experience, *Journal of Nervous and Mental Disease*, 163, 318–328.

Wahl, O. F. (1995) *Media Madness: Public Images of Mental Illness*, Rutgers University Press, New Brunswick, NJ.

Wang, S., Sun, C., Walczak, C. A., et al. (1995) Evidence for a susceptibility locus for schizophrenia on chromosome 6pter-p22, *Nature Genetics*, 10, 41–46.

Warner, R. (1994) *Recovery from Schizophrenia: Psychiatry and Political Economy*, Routledge, New York.

Warner, R. (1995) From patient management to risk management. In R. Warner (ed.) *Alternatives to the Hospital for Acute Psychiatric Treatment*, American Psychiatric Press, Washington, D. C., pp. 237–248.

Warner, R. (ed.) (1995) *Alternatives to the Hospital for Acute Psychiatric Care*, American Psychiatric Press, Washington, DC.

Warner, R. and Atkinson, M. (1988) The relationship between schizophrenic patients' perceptions of their parents and the course of their illness, *British Journal of Psychiatry*, 153, 344–353.

Warner, R. and de Girolamo, G. (1995) *Epidemiology of Mental Problems and Psychosocial Problems: Schizophrenia*, World Health Organization, Geneva.

Warner, R. and Huxley, P. (1993) Psychopathology and quality of life among mentally ill patients in the community: British and US samples compared, *British Journal of Psychiatry*, 163, 505–509.

Warner, R. and Huxley, P. (1998) Outcome for people with schizophrenia before and after Medicaid capitation at a community mental health center in Colorado, *Psychiatric Services*, 49, 802–807.

Warner, R. and Polak, P. (1995) The economic advancement of the mentally ill in the community: economic opportunities, *Community Mental Health Journal*, 31, 381–396.

Warner, R. and Ruggieri, M. (1997) The quality of life of people with schizophrenia in Boulder, Colorado, and Verona, Italy. Unpublished manuscript, Mental Health Center of Boulder County, Boulder, Colo.

Warner, R. and Wollesen, C. (1995) Cedar House: a non-coercive hospital alternative in Boulder, Colorado. In R. Warner (ed.) *Alternatives to Hospital for Acute Psychiatric Treatment*, American Psychiatric Press, Washington, DC, pp. 3–17.

Warner, R., Huxley, P., and Berg, T. (1999) An evaluation of the impact of clubhouse membership on quality of life and treatment utilization, *International Journal of Social Psychiatry*, 45, 310–321.

Warner, R., Miklowitz, D. and Sachs-Ericsson, N. (1991) Expressed emotion, patient attributes and outcome in psychosis. Presented at the Royal College of Psychiatrists Spring Quarterly Meeting, Leicester, England.

Warner, R., Taylor, D., Powers, M., et al. (1989) Acceptance of the mental illness label by psychotic patients: effects on functioning, *American Journal of Orthopsychiatry*, 59, 398–409.

Warner, R., Taylor, D., Wright, J., *et al.* (1994) Substance use among the mentally ill: prevalence, reasons for use and effects on illness, *American Journal of Orthopsychiatry*, 64, 465–476.

Warner, R., de Girolamo, G., Belelli, G., *et al.* (1998) The quality of life of people with schizophrenia in Boulder, Colorado, and Bologna, Italy, *Schizophrenia Bulletin*, 24, 559–568.

Waxler, N. E. (1977) Is mental illness cured in traditional societies? A theoretical analysis, *Culture, Medicine and Psychiatry*, 1, 233–253.

Weinberger, D. R., Berman, K. F., Suddath, R., *et al.* (1992) Evidence of a dysfunction of a prefrontal-limbic network in schizophrenia: a magnetic resonance imaging and regional cerebral blood flow study of discordant monozygotic twins, *American Journal of Psychiatry*, 149, 890–897.

Weiner, B., Perry, R. P. and Magnusson, J. (1988) An attributional analysis of reactions to stigmas, *Journal of Personality and Social Psychology*, 55, 738–748.

Weinstein, R. M. (1983) Labeling theory and the attitudes of mental patients: a review, *Journal of Health and Social Behavior*, 24, 70–84.

Wing, J. K. (1978) The social context of schizophrenia, *American Journal of Psychiatry*, 135, 1333–1339.

Wolff, G. (1997) Attitudes of the media and the public. In J. Leff (ed.) *Care in the Community: Illusion or Reality?* Wiley, New York, pp. 144–163.

World Health Organization (1979) *Schizophrenia: An International Follow-up Study*, Wiley, Chichester, England.

Wykes, T., Parr, A.-M. and Landau, S. (1999) Group treatment of auditory hallucinations: exploratory study of effectiveness, *British Journal of Psychiatry*, 175, 180–185.

Yalom, I. D. (1980) *Existential Psychotherapy*, Basic Books, New York.

Yarrow, M., Clausen, J. and Robbins, P. (1955) The social meaning of mental illness, *Journal of Social Issues*, 11, 33–48.

Yip, K. S. (1998) Personal communication.

Zisook, S., Heaton, R., Moranville, J., *et al.* (1992) Past substance abuse and clinical course of schizophrenia, *American Journal of Psychiatry*, 149, 552–553.

Zornberg, G. L., Buka, S. L. and Tsuang, M. T. (2000) Hypoxic ischaemia-related fetal/neonatal complications and risk of schizophrenia and other nonaffective psychoses: a 19-year longitudinal study, *American Journal of Psychiatry*, 157, 196–202.

Zuckerman, B., Frank, D. A., Hingson, R., *et al.* (1989) Effects of maternal marijuana and cocaine use on fetal growth, *New England Journal of Medicine*, 320, 762–768.

訳者あとがき

　もう半年以上も前，ある当事者からの年賀状に大略以下のようなことが書かれてあった。「自分たちは生活保護をもらい，何年も欠かさずデイナイトケアに通うことで飯も食える。しかしまるでそれはワーキングプアのようであり，そこから脱出することは出来ない」と。これはまさに正鵠を射た意見である。

　極論すると日本では社会資源が乏しいこともあり，精神科病院が長期入院という形で「住居」を提供し続け，デイナイトケアの一部は行き場を失った患者たちの食事配給の場と化している。こうした現状は広く見ると日本だけの問題ではない。失業率85％という高さは世界に共通している。もちろん精神疾患に対する差別偏見も，彼らに対する所得保障の乏しさも，あるいは彼らが働くとその収入のゆえに年金などをカットされ，結果として就労を選ばない「福祉の罠」（welfare　trap）についても世界に共通している。こうした中でリチャード・ワーナーの本邦で2冊目となるこの本は，わが国における発病予防，就労援助，偏見除去などへの取り組みを応援する貴重な論拠となるだろう。

　訳者がとりわけ刮目させられたのは，産科合併症と発病リスクの関連，貧困と発病リスクの高さ，急性期の治療を「家庭的設定」のもとに行うという試み，社会的烙印（スティグマ）克服のための対象集団を絞った取り組みの成果などであった。そしてこの本を読んで初めて，統合失調症をかかえる妊婦がその社会経済的支援の乏しさによって，不十分な周産期ケアしか受けられず，その結果，生まれた子どもの発病リスクが高くなるという可能性を知った。あるい

は患者たちは「ストレスに対する脆弱性」を持っているにしても，一般人口よりもストレスに満ちたライフイベントが多く，かつ通常は拾わないようなストレスも拾ってしまうために再発率が高まることも知った。

　この本は統合失調症について，発病予防から，生活，就労，社会的烙印との戦いにいたるまで挑戦的に書いてあるが，それらの筆致の底に通暁するのは「貧困と統合失調症」というテーマであり，貧困によって統合失調症の不利益が倍増させられている現実を明らかにすることであり，つまるところ貧困との戦いであるといってもよいだろう。

　医療崩壊と呼ばれる今日の日本は，ひたすら途上国なみまたはそれ以下の医療・福祉の水準を目指しているように思えてならない。この本を著者の『統合失調症からの回復』（中井久夫ら監訳，岩崎学術出版社）とともに多くの人に読んでいただき，日本の医療と福祉とを崩壊から救い，ひいては当事者を守る一助となることを願うばかりである。なお翻訳にあたっては野中と蟻塚が半分ずつ分担したが，最終的には蟻塚が全体に目を通して文章のチェックを行った。また，そもそもこの本との出会いを与えてくださった岩崎学術出版社編集部の唐沢礼子さんには，最初から最後までお世話になった。唐沢さんなくしてこの本は，日本で日の目をみることはなかった。彼女に深くお礼を申し上げる。

　2008年8月，沖縄にて

蟻塚　亮二

索　引

あ行

アフリカ系カリブ人　24
アベレット，スーザン（Susan Averett）　109
暗黙の税金　107
一般雇用　99
遺伝子　9
遺伝的な素質をもつ人　21
医療費の節約は働くことの結果　115
イングランド　24
インターネット・ウェブ・ページ　142
ウィルス感染　11
ウィング，ジョン（John Wing）　38
ウェールズ　24
ヴォーン（Vaughn, C.）　73
うつ病克服キャンペーン　139
援助付雇用　55, 99
お互いの体験を分かち合う　44

か行

カーペンター（Carpenter, W. T.）　129
開放的で家庭的な状況　80
覚醒レベル（水準）　39, 46
家族が患者を支援する能力　68
家族が社会から隠蔽しようとする傾向　132
家族自身の対処能力　68
家族と生活する患者　66
家族とともに生きる　63
家族との同居　63
家族に対する心理教育　73
家族の負担感と患者の思い　67
家族の養育態度　11

カッコウの巣の上で　121
家庭のストレス　73
過渡的雇用プログラム　99
カミング夫妻　117, 118
カルガリー・キャンペーン　145
患者たちの精神疾患についての意見　124
患者に対する市民の寛容性　118
患者のケアをする人　65
感情の表出　72
議会に対するロビー活動　121
キャプラン，ジェラルド（Gerald Caplan）　81
急性精神病の治療　45
居住型治療　86
近隣住民を対象としたキャンペーン　132
クッカーハム（Cockerham, W. C.）　118
クライエント　57
クライシスホーム　89
刑務所　49
ケースマネージメント　33
　──支援プログラム　54
ゴールドバーグ，ソロモン（Solomon Goldberg）　40
拘束と隔離　79
国家的な反スティグマキャンペーン　139
ゴッテスマン（Gottesman, I. I.）　10
娯楽メディア　134

さ行

里親制度　89
　成人──　69
差別　122
サルトリウス，ノーマン（Norman

Sartorius)　146
産科医との国際委員会　26
産科合併症　9, 10, 22
　　──の影響　21
産科的カウンセリング　26
産科臨床に関する勧告文　26
酸素欠乏　21
シーダーハウス　82
シェフ（Scheff, T. J.）　128
磁気共鳴映像法　13
自殺既遂　79
施設神経症　78
失業中の患者の外来治療費　114
失業と就労との収入の違い　107
実存神経症　78
自分たちの診療所　55
シモンズ（Simmons, O. G.）　131
社会精神医学　81
社会的企業モデル　104
ジャーナリストを対象としたキャンペーン　142
シャーマン，デイヴィッド（David Sherman）　54
住居ケアの世話人　55
周産期の脳損傷　22, 25
集団療法　44
就労率　48, 97
就労を妨げる制度的な罠　107
出産にまつわるリスク　i
シュトラウス（Strauss, J. S.）　129
受容することそれ自体　51
障害者所得保障（SSDI）　110
障害年金制度の改善　110
消費者の運動　52
ジョーンズ，マクスウェル（Maxwell Jones）　81
所得無視額　110
ジョブコーチ　55, 99
神経回路の刈り込み　15
人生目的テスト　95

スター（Star, S.）　117, 118
スティグマ　1, 2, 117
　　──と闘う国際的教育プログラム　16
　　──による病気の過程への影響　130
　　──を減らすために何ができるか　132
　　──を和らげる要因　124
　　家族の中に認められた──　132
　　患者の精神疾患に対する──の認識　124
　　発展途上国における──　125
ストレスの多い家族　38
ストレスの強い出来事　37
精神科治療のコスト　114
精神疾患患者自身の自己ラベリング　130
精神疾患と付き合った体験　56
精神疾患の診断を受け入れること　130
青年期に発病する理由　14
積極的な予防策　25
早産　22
ソーシャルファーム　102
ソーシャルマーケティング　133
疎外する環境　78
ソテリア　40

た 行

対処技術強化　42
胎盤の合併症　22
タリアー，ニコラス（Nicholas Tarrier）　42
チェンバリン，ジュディ（Judi Chamberlin）　53
チオンピ，ルック（Luc Ciompi）　7, 8, 40
地球規模の反スティグマキャンペーン　140

聴衆分割　133
治療共同体　78
治療を受けていない患者　143
賃金助成金の支給　109
賃金の補助　113
帝王切開　25
テスト，マリー・アン（Mary Ann Test）　33
当事者を雇うことについての危惧　57
当事者参加　54
当事者団体によって運営されているウェブサイト　53
ドーパミン　14
　　――放出　46
ドル（Doll, W.）　131
途上国の回復率　6
統合失調症
　　――からの回復　i, 6
　　――における脳　12
　　――の経過　7
　　――の診断　4
　　――の発病リスク　22
　　――の発病率の変化　23
　　――の普遍性　5
統合失調症患者
　　――の家族　131
　　――の喫煙率　30
　　――の女性の周産期ケア　23
　　――に対する周囲の態度　17
　　――を演じた配役　136
トッド，エリ（Eli Todd）　95
ドハティ（Doherty, E. G.）　130
トンプソン（Thompson, E. H.）　131

な行

ナナリー（Nunally, J. C.）　117, 121
ニュース・娯楽メディアへのロビー活動　135

認知行動療法　i, 43
脳内のニコチン受容体　30
脳の器質的変化　12
脳波　13

は行

バイオ・サイコ・ソーシャルモデル　1
働く意欲を減退させる要因　108
働くこと　17
　　――の恩恵　96
　　――の有効性　95
働く場所　i, 98
発病年齢　7
反スティグマをテーマに競い合うコンテスト　142
病院にとって代わる急性期治療　80
病気の受容　150
ファウンテンハウス　99
ファルーン（Ian Falloon）　73
フィッシャー（Dan Fisher）　53
不運の重なりあい　23
フリーマン（Freeman, H. E.）　131
分岐点賃金　108
ベイトソン，グレゴリー（Gregory Bateson）　11
ベル，モリス（Morris Bell）　97
ヘルフゴット，デイヴィッド（David Helfgott）　137
偏見　122
ベンゾジアゼピン　45
ポーター，ラス（Russ Porter）　54
保護性　102
保護的作業所　98
ポジトロンCT　13
補足的所得保障（SSI）　110
ポラック，ポール（Paul Polak）　iii, 81, 89, 107, 108, 114

ま行

マーケティング　75
マイナートランキライザー　46
マディ（Maddi）　78
マネージドケア　76
マリファナ　12, 28
　——が統合失調症に与える効果　35
「自分の家の側はだめ」現象　123
三つの矛盾した要因　107
ミューザー，キム（Kim Mueser）　33
無税の介護手当て　69
メディア・イメージ　121
「メディア・ウォッチ」グループ　137
メルツェル，シェリル（Cheryl Merzel）　51, 58
モッシャー，ローレン（Loren Mosher）　39, 40
モラルトリートメント　81
問題解決訓練　43

や行

ヤーロム（Yalom, I. D.）　78
薬物使用　28
　——者への個別的カウンセリング　34
薬物乱用　12, 28
養子研究　9
抑制系の介在神経　13
予算制度式　109

ら行

ライフイベント　37
ラブキン（Rabkin, J. G.）　118
ラベリング理論　128
理想的な職業リハビリテーション・システム　105
リン（Lin, T.）　125
リン（Rin, H.）　125
レイン（R. D. Laing）　81
レフ，ジュリアン（Julian Leff）　iii, 73
労働—供給モデル　109
労働者協同組合　102

訳者略歴
蟻塚亮二(ありつか　りょうじ)
1947年　福井県に生まれる
1972年　弘前大学医学部卒業
1972年　青森県健生病院に勤務
1985年　藤代健生病院院長
2007年　千葉県浅井病院メンタルヘルス室長
現　職　ノーブルクリニックやんばる所長
　　　　日本精神障害者リハビリテーション学会理事
　　　　「精神障害者の就労に関する欧州会議」(CEFEC)日本代表を務める
　　　　精神保健功労にて青森県知事表彰(2001年)
著訳書　うつ病を体験した精神科医の処方せん,統合失調症とのつきあい方(著　大月書店),精神科リハビリテーションの実際(共訳　岩崎学術出版社),ある精神科医の回想(監訳　創造出版)他

野中由彦(のなか　よしひこ)
1955年　福島県いわき市に生まれる
1982年　早稲田大学大学院文学研究科博士前期課程(教育学)修了
1982年　北海道心身障害者職業センター勤務
1998年　タイ王国公共福祉局勤務
2005年　障害者職業総合センター主任研究員
現　職　独立行政法人高齢・障害者雇用支援機構障害者職業総合センター職業開発課長
著訳書　職業リハビリテーション学(共著　協同医書出版社)他

統合失調症回復への13の提案
ISBN978-4-7533-0811-8

訳者
蟻塚亮二／野中由彦

第1刷　2008年10月25日

印刷　新協印刷㈱／製本　㈱中條製本工場
発行所　㈱岩崎学術出版社　〒112-0005　東京都文京区水道1-9-2
発行者　村上　学
電話　03-5805-6623　FAX　03-3816-5123
2008ⓒ　岩崎学術出版社
乱丁・落丁本はおとりかえいたします。検印省略

統合失調症からの回復

リチャード・ワーナー　著
西野直樹／中井久夫　監訳
A5判　456頁

目次

第Ⅰ部　背　景
　　　第1章　統合失調症とは何か
　　　第2章　健康・病気・経済
第Ⅱ部　統合失調症の社会経済学
　　　第3章　統合失調症からの回復
　　　第4章　脱施設化
　　　第5章　狂気と産業革命
　　　第6章　労働，貧困，統合失調症
　　　第7章　第三世界の統合失調症
　　　第8章　西洋社会の統合失調症者
　　　第9章　統合失調症の発現率
第Ⅲ部　治　療
　　　第10章　抗精神病薬：使用，乱用，非使用
　　　第11章　働くこと
　　　第12章　統合失調症にかんする差別の廃止